やせる腸になりたい！
腸内クレンズレシピ

監修 **松生恒夫**
（松生クリニック院長）
料理 **YOSHIRO**

主婦の友社

はじめに

日本人の多くが悩んでいる便秘。
市販薬で対処している、慢性的な症状に慣れてしまった、という人も。
「体質だから。一生のおつきあいだから」と、あきらめていませんか？
腸の質は、毎日の習慣や食生活の改善で、変化します。

おいしいものをおなかいっぱい食べるなら、ため込まないで次々デトックス
していく腸にしましょう。それが、食べても「やせる腸」。

腸の状態は、カラダ全体の健康とキレイのバロメーター。
本書のレシピを毎日つづければ体質が変わり、カラダが軽くなった、おなか
の余分な脂肪がなくなった、ウエストがほっそりとした！ この快感を実感
できるはず。

また、本書の腸活ですすめる「地中海和食」は、和の食材とオリーブオイル
が奏でる、モダンな味を提案してくれます。
だからつづく、だから成功するのです。

さらに、短期間で集中的にやせたいかたは、いま話題の糖質オフダイエット
×腸活ができるPart3のプログラムをチェック。
これまでの糖質オフダイエットの大きな問題点であった「便秘」「肌あれ」
を解決できるように考えられたメニューです。
糖質オフというと、肉がたくさん食べられる！というメリットに目がくらん
でしまい、野菜などの栄養素が不足しがち。そのうえたんぱく質の過多は、
腸に大きな負担をかけます。
糖質オフできるうえ、食物繊維もたっぷりとれる、本書ならではのレシピを
ご紹介します。

一生モノのご自身の腸を、いま見つめ直して、改革を始めてください。
きっと美しさと健康がカラダに現れるはずです。

松生クリニック院長
松生恒夫

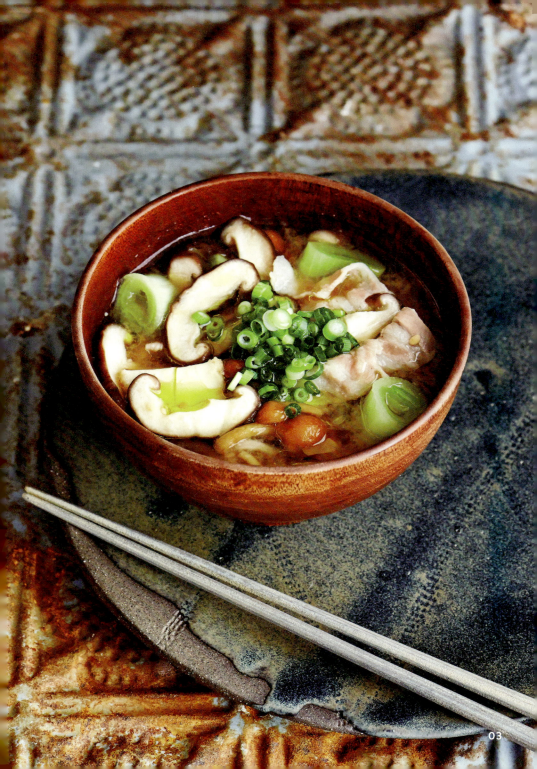

CONTENTS

この本のルール ……………………………………………… 07
やせる腸になる腸活を始めましょう。 ……………………… 08
便秘解消！ POINT 9 ………………………………………… 12
コロンセルフチェック ……………………………………… 21
腸活豆知識Q&A ……………………………………………… 23

Part 1
発酵食品×オリーブオイルで、朝昼晩の毎日腸活レシピ

発酵食品×オリーブオイルの相乗効果で腸活！ ………… 26

【朝腸活！ 即できレシピ】
小松菜バナナスムージー …………………………………… 30
アサイーボウル ……………………………………………… 31
アボカドとベーコンのコーンスープ ……………………… 32
朝腸活みそ汁 ………………………………………………… 33
トマト納豆やっこ／納豆としらすのオムレツ …………… 34
さばキムごはん ……………………………………………… 35
ハムチーホットサンド ……………………………………… 36
ピンクの卵サンド …………………………………………… 37
豆苗とサラダチキンのシャキシャキキムチあえ ………… 38
アボカドとアンチョビーのスープパスタ ………………… 39
お食事フレンチトースト …………………………………… 40
もっちり甘酒パンケーキ …………………………………… 41

【メインのおかず】
鶏肉のごまタッタ ～塩麹でしっとり～ ………………… 42
にんにく塩麹づけの煮豚 3種のねぎとこしょうのソース … 44
ジャークチキン ……………………………………………… 45
タンドーリサーモン ………………………………………… 46
豆乳肉じゃが ………………………………………………… 48
レッドコールスロー withステーキ ……………………… 50
納豆ギョーザ しそキムチだれ …………………………… 51
さんしょうみそつくね／
　　ベーコンのヨーグルトスクランブルエッグ ………… 52
さばとのりのとろとろチーズ焼き ………………………… 53

【サブのおかず】

塩麹きのこマリネ／かぼちゃとくるみのサラダ …… 54

ズッキーニとなすのオーブン焼き 塩麹トマトソース …… 55

コンビーフとクリームチーズのさんしょうしょうゆパテ／

　3種のチーズのみそづけ／みそとオリーブのフムス …… 56

【ごはん・めん】

ほたてとアボカドのクリームドリア …… 58

豆乳塩麹の鶏だしで食べる冷たいそば …… 60

香ばししょうゆのしらすペペロンチーノ …… 61

COLUMN 腸活を妨げる食材 …… 62

Part 2
めざせ! 1日20g! とにかく食物繊維たっぷりレシピ

毎日の食物繊維で腸内の大掃除 …… 64

【メインのおかず】

かぼちゃとトマトのミートグラタン …… 68

エリンギと牛肉のチャプチェ …… 70

ひじきととうふのハンバーグ風 なめこおろしがけ …… 72

さば麻婆豆腐 …… 74

サラダ仕立ての油淋鶏 …… 76

れんこんまんじゅう わさびソース …… 78

豚巻きこんにゃくステーキ …… 79

【サブのおかず】

明太キャロットラペ …… 80

きのことたこのセビーチェ …… 81

ごぼうとえのきのバルサミコきんぴら／ほうれんそうのみそバターソテー …… 82

れんこんとひじきのツナマヨあえ／オリーブポン酢の塩こぶキャベツ …… 83

雑穀グリーンサラダ／鮭缶とわかめのレモン南蛮 …… 84

チンゲンサイのオイスターいため／きのことかにかまのねぎ塩蒸し …… 85

オクラのグリルサラダ／長いもポテサラ …… 86

ひよこ豆のクミン焼き／あさりとトマトの白ワイン蒸し …… 87

【ごはん・めん】

ザーサイ・コーン・しいたけのまぜごはん …… 88

カレーヌードル …… 89

アボカドとショートパスタのサラダ …… 90

ひじきとドライトマトのパエリア …… 91

COLUMN 糖質量早見リスト …… 92

Part 3
糖質オフ×腸活!! 本気のやせプログラム

糖質オフダイエット＋腸活で、本気のキレイやせ!! ……………………… 94

【ワンプレートで5daysやせプログラム】
パクチーラムプレート ………………………………………………………… 98
ガーリックシュリンププレート ……………………………………………… 100
スパニッシュオムレツプレート ……………………………………………… 101
ディル香る サーモンプレート ……………………………………………… 102
ビーフステーキプレート ……………………………………………………… 103

【作りおきで挫折なし！】
たことこんにゃくのぷりぷりアヒージョ …………………………………… 104
おからポテサラ ………………………………………………………………… 105
チリコンカン …………………………………………………………………… 106
豚しゃぶとしめじのごまポンマリネ ………………………………………… 107
アヒポキ ………………………………………………………………………… 108
牛肉としらたきのコクうま塩煮 ……………………………………………… 109

【なべ・具だくさんスープ】
腸活キムチチゲ ………………………………………………………………… 110
鶏だんごの香味なべ …………………………………………………………… 112
トムヤムクン風なべ …………………………………………………………… 114
やわらか手羽先ポトフ ………………………………………………………… 116
きのこと厚揚げの豚汁 ………………………………………………………… 117
キャベツと桜えびのミルクチャウダー ……………………………………… 118
ささ身のジンジャーカレースープ …………………………………………… 119

COLUMN
腸活スイーツ

玄米フレークのティラミス …………………………………………………… 120
白ようかん ……………………………………………………………………… 121
アーモンドチョコマフィン／きな粉スイートポテト ……………………… 122

INDEX …………………………………………………………………………… 124

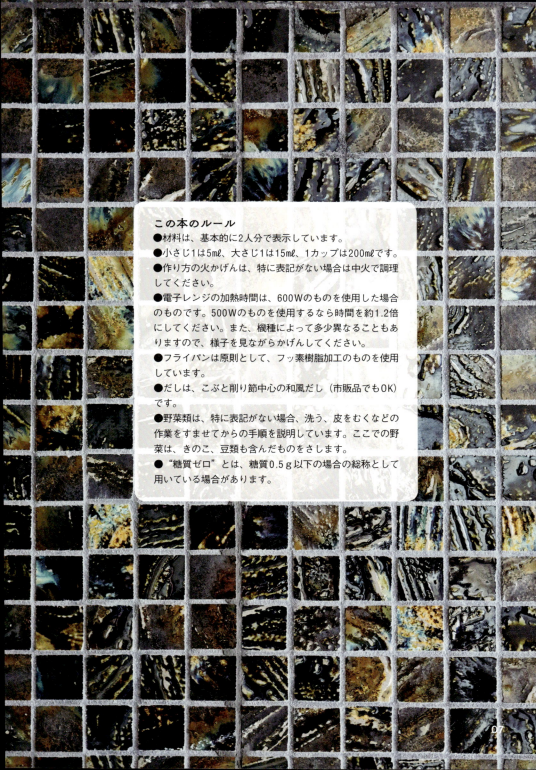

この本のルール

- 材料は、基本的に2人分で表示しています。
- 小さじ1は5㎖、大さじ1は15㎖、1カップは200㎖です。
- 作り方の火かげんは、特に表記がない場合は中火で調理してください。
- 電子レンジの加熱時間は、600Wのものを使用した場合のものです。500Wのものを使用するなら時間を約1.2倍にしてください。また、機種によって多少異なることもありますので、様子を見ながらかげんしてください。
- フライパンは原則として、フッ素樹脂加工のものを使用しています。
- だしは、こぶと削り節中心の和風だし（市販品でもOK）です。
- 野菜類は、特に表記がない場合、洗う、皮をむくなどの作業をすませてからの手順を説明しています。ここでの野菜は、きのこ、豆類も含んだものをさします。
- "糖質ゼロ"とは、糖質0.5g以下の場合の総称として用いている場合があります。

ため込むのは太る腸！
やせる腸になる腸活を始めましょう。

**おいしく食べて、腸内クリーン。
それがやせる腸のうれしいメカニズム！**

　私たちの腸は"第二の脳"とも呼ばれ、常に活発に働いています。栄養分や水分を吸収するだけでなく、新陳代謝を行って体の中の老廃物を排出。さらには体内に侵入した異物や細菌、ウイルスなどを排除する免疫機能ももっています。
　そうした腸の機能を活発にして腸内環境をととのえるには、腸を元気にする食材をとり入れることが大切です。発酵食品や食物繊維、良質な油脂などを積極的にとることで、腸内の善玉菌をふやして悪玉菌を減少させ、代謝をアップ。老廃物をすっきり排出し、体調をととのえながら"やせる腸"に変えていきましょう！

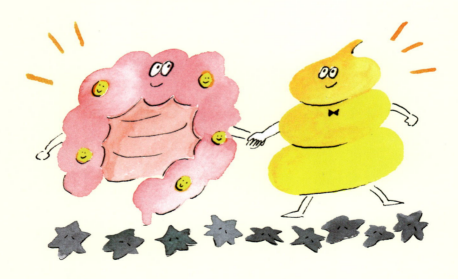

あなたは 太る腸？ やせる腸？

腸内環境は健康と美容に大きく影響します。
仕組みを知って、美腸をめざしましょう

やせる腸

- バランスのとれた食生活
- 規則正しい生活
- 適度な運動 など

善玉菌が増加

便秘解消！

老廃物をすっきり排出

代謝や免疫力がアップ

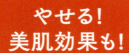

やせる！
美肌効果も！

太る腸

- 不規則な生活
- 偏食や欠食
- 過度のストレス など

悪玉菌が増加

便秘に

老廃物が腸内にたまる

代謝や免疫力がダウン

代謝が悪く
太りやすい！

**地中海食材と
ニッポンの発酵食品で
モダンな食卓に**

これが、美腸になれる「地中海和食」です

和食に欠かせないみそ、納豆、漬け物といった発酵食品。
これらにオリーブオイルや野菜をたっぷりとる地中海式食生活を
組み合わせるのが、腸を元気にする「地中海和食」です！

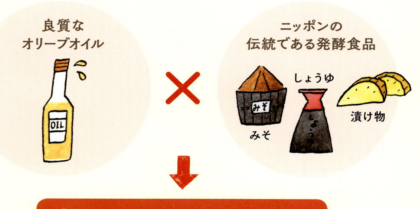

良質な
オリーブオイル
×
ニッポンの
伝統である発酵食品
みそ　しょうゆ　漬け物

↓

毎日スッキリ！ やせる腸に

**まさにいいことずくめ！
健康はもちろん、
味や見た目も
絶妙な、
新テイストに**

「地中海和食」は美腸になれるのがいちばんうれしい点ですが、味も最高。和の食材はオリーブオイルを組み合わせたり、洋風の調理法を使うことで、モダンなメニューに早変わり。たとえるなら、日本のバルや創作居酒屋にある、和洋折衷の新メニュー的な味わいです。味や見た目が新鮮でおいしければ、長くつづけることができますね。

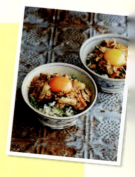

さらにつるりん！
食物繊維や
ファイトケミカルの豊富な
食材を組み合わせれば効果絶大

腸内で善玉菌のエサとなる食物繊維や、
体内の活性酸素を除去して免疫力を高める「ファイトケミカル」を
豊富に含む食材をとることで、腸の働きはさらに活性化します。

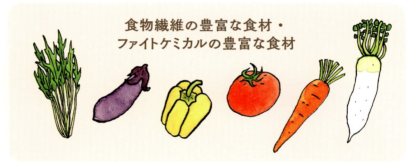

食物繊維の豊富な食材・
ファイトケミカルの豊富な食材

食物繊維の多い食材って？
➡ くわしくは p.15、66

ファイトケミカルって？
➡ くわしくは p.16

食物繊維早見リスト

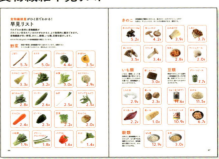

便秘解消！POINT 9

POINT 01 発酵食品を食べる

みそや納豆、キムチ…
発酵食品は植物性乳酸菌の宝庫！

漬け物、しょうゆ、みそ、納豆といった昔ながらの日本の発酵食品をはじめ、キムチやザワークラウトなどの発酵食品には、植物性の乳酸菌がたっぷり。

植物性乳酸菌は、乳製品などに含まれる動物性の乳酸菌にくらべ、生命力が強いのが特徴。低栄養で塩分の多い環境で育つため、胃酸の影響や温度変化などにも強く、生きたまま大腸に届きやすいといわれています。腸に到達した乳酸菌が善玉菌をふやし、腸内環境をととのえてくれます。

代表的な発酵食品

 みそ
 塩麹
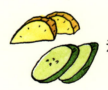 漬け物
 しょうゆ
 納豆
 チーズ など
 甘酒
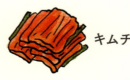 キムチ

➡ くわしい解説と発酵食品のレシピはPart1(p.25)へ

POINT 02 乳酸菌を意識的にとる！

チーズやヨーグルトなどの動物性乳酸菌が大腸を酸性に保つ

　消化吸収されやすい乳製品の動物性乳酸菌は、植物性乳酸菌にくらべて胃酸に弱いという弱点があるものの、腸で善玉菌のエサとなります。また、一部生きたまま腸に届いたものは大腸で乳酸をたくさん産生し、腸内を弱酸性に。善玉菌が活躍しやすい環境をととのえます。

　チーズやヨーグルトには、乳酸菌と同時に良質なたんぱく質やカルシウムをとることができる、という利点もあるため、ダイエットには低脂肪・低糖のものを選ぶようにしましょう。

動物性乳酸菌

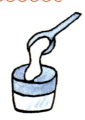

ヨーグルト

低脂肪または無脂肪で、甘みを加えていないものがいいでしょう。そのまま食べるだけでなく、ドレッシングに使ったり、デザートにしたりしても。

チーズ

動物性乳酸菌を多く含みますが、塩分と動物性脂肪が多いのが難点。モッツァレラやカッテージチーズなど、低脂肪のナチュラルチーズを選んで。

植物性乳酸菌

キムチや漬け物

きちんと乳酸発酵させたキムチや漬け物には、およそ1gに1億個以上もの植物性乳酸菌が含まれます。ただし塩分が多いので、食べすぎに注意して。

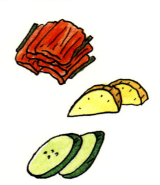

POINT 03 オリーブオイルをたっぷりととる

大腸に届いて便通をよくし、強い抗酸化作用を発揮してくれる

　油脂の中で最も強い抗酸化作用をもつ、エクストラバージン（EXV）オリーブオイル。小腸で吸収されにくい性質をもち、小腸に残って腸管内のすべりをよくし、さらに大腸の活動を促して便秘解消に役立ちます。
　血中の悪玉コレステロールを減らすオレイン酸が豊富で、老化防止にも役立つビタミンE、ポリフェノールも含まれます。血液サラサラ効果や大腸がん予防、アンチエイジングや美肌効果もあるといわれ、腸だけでなく全身を元気にする魅力的な食材です。

EXV（エクストラバージン）オリーブオイルのココがすごい！

抗酸化作用
体をさびさせ、病気や老化の原因をつくるといわれる活性酸素。これを除去する抗酸化物質がEXVオリーブオイルには豊富に含まれています。

ポリフェノール
EXVオリーブオイルに含まれるポリフェノールは、オイル独自の味や香りをつくるのに重要な役割をもつだけでなく、体内の活性酸素を無毒化します。

オレイン酸
不飽和脂肪酸の中でも、最近注目されているオレイン酸。血中の悪玉コレステロールを減少させ、がんや生活習慣病を予防する効果もあるといわれています。

オリーブオイルはエクストラバージンを選んで

ピュアオイルより香りの強いエクストラバージンオイルは、栄養価も高い！

　オリーブオイルにはさまざまな種類がありますが、エクストラバージンを選んで。ピュアオイルは精製されるため、独特のにおいや香りも薄く、クセも少なめ。そしてポリフェノールもその製造段階で消えてしまうのです。オリーブオイルのにおいや香り＝ポリフェノールだといえます。エクストラバージンオイルのポリフェノールはなんと32種類！　腸だけでなく全身のさまざまな病気予防に効果的です。

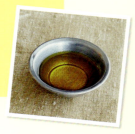

POINT 04 食物繊維の豊富な食材をとる

食物繊維は1日20gを目標にして。意識しないと10gも摂取しない日も……

1食食事を抜くと約5gは摂取量減…！

　野菜やきのこ、豆、海藻などに多く含まれる食物繊維は、便秘の改善に役立つことはもちろん、腸内で善玉菌のエサとなって腸内環境をととのえるのに役立ちます。また、食べすぎを防止したり、血糖値の上昇を抑える働きも。

　食物繊維には、穀類やいも、根菜類に多く含まれる不溶性食物繊維と、柑橘類などの果物や海藻、こんにゃくなどに含まれる水溶性食物繊維の2種類があります。これらを2：1の割合でとるとバランスがよく、慢性的な便秘を解消し、便の質をよくする効果があります。

食物繊維の豊富な でるでる食材

 ブロッコリー たけのこ スナップえんどう いんげん豆

 ほうれんそう しゅんぎく れんこん おから

 小松菜 オクラ きのこ類 納豆

 パプリカ カリフラワー さつまいも ひよこ豆

 ごぼう ゴーヤー 里いも ミックスビーンズ

 グリーンアスパラガス ねぎ 山いも もち麦

 ピーマン 水菜 こんにゃく 玄米

 かぼちゃ にんじん しらたき

 豆苗 かぶ

➡ めざせ1日20g！くわしい食物繊維早見リストはp.66。

POINT 05 ビタミンCやファイトケミカルの多い食材をとる！

野菜がもつ抗酸化作用で腸内環境を改善し、やせる腸をめざそう

　腸内環境を悪化させる原因となる体内の"さび"、活性酸素を撃退してくれるファイトケミカル。強い抗酸化作用で活性酸素から身を守り、免疫力を高めて腸を元気にしてくれます。
　さらに同じく抗酸化作用のあるビタミンCは、腸内で分解されるときにガスを発生させて腸のぜん動運動を活発にします。
　ファイトケミカルやビタミンCを豊富に含むのは、パプリカやブロッコリー、玉ねぎ、キャベツ、グレープフルーツ、キウイといった野菜や果物。EXVオリーブオイルと組み合わせると、さらに効果的です。

ビタミンCの多い食材

キャベツ　菜の花　レモン

美白効果だけでなく、腸のぜん動運動を活発にし、ストレスをとり除く効果もあるビタミンC。ストレスを受けたときに大量に消費されるため、野菜や果物から日常的にとりつづけることがポイントです。

ファイトケミカルって？

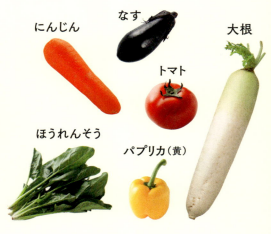

にんじん　なす　大根　トマト　ほうれんそう　パプリカ（黄）

野菜や果物がもつ抗酸化物質のこと。人にはもともと体内に発生する活性酸素を無害化する抗酸化酵素をつくり出す機能がありますが、年齢とともにその機能は弱まります。それを補うファイトケミカルをとるには、加熱調理でまるごとたっぷり食べるのがおすすめです。

POINT 06 マグネシウム、カルシウムの多い食材をたっぷりとる！

便秘解消に役立つマグネシウムと腸を守るカルシウムを意識的にとろう

マグネシウムは、酸化マグネシウムとして下剤にも使われるように、整腸作用に重要な役割を果たす成分。小腸で25〜60％吸収されたあとは、大腸で水分を吸って便をやわらかくします。大腸の粘膜を守る働きもあり、元気な腸をつくるためには欠かせないもの。

とはいえマグネシウムばかり多くても効果は半減。ミネラルバランスをととのえるためにカルシウムもしっかりとりましょう。ビタミンCやD、水溶性食物繊維といっしょにとると、吸収率がアップしてさらに効果的です。

マグネシウムの多い食材

ごま
あさり
とうふ
ミネラルウォーター（硬水）
ひじき
大麦

カルシウムの多い食材

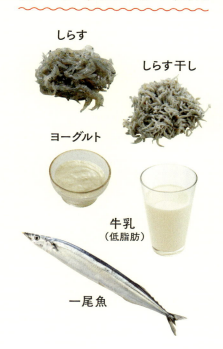

しらす
しらす干し
ヨーグルト
牛乳（低脂肪）
一尾魚

POINT 07 スパイスを上手にとり入れて

血行をよくして腸をあたため、腸の働きを助けるスパイスやハーブを効果的にとろう

カレーを食べて体がポカポカ、場合によっては汗をかくほどあたたまったという経験は、だれにもあるでしょう。それは体をあたためる効果のあるスパイスがふんだんに使われているから。血行をよくして代謝を促進し、胃腸の調子をととのえるスパイスは数多く知られており、冷え性を伴う便秘にはもってこい。腸をあたためて動きを活発にしてくれます。

シナモン、ジンジャー（しょうが）、ナツメグ、ターメリック、クローブなど、好みに応じてとり入れて。単体でも、組み合わせてもOKです。

おすすめスパイス

整腸作用だけでなく、血行を促進して代謝をアップしてくれるスパイス。単体で使うだけでなく、これらが含まれた「カレー粉」を使うという手もあります。心地よい香りも楽しんで。

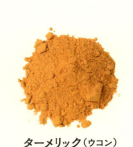
ターメリック（ウコン）

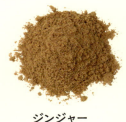
ジンジャー

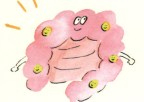
シナモン

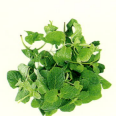
ミント

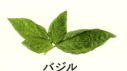
バジル

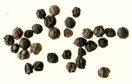
ブラックペッパー

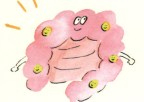

ズバリ、食べる漢方ともいえるのは「カレー」

POINT 08 甘味料はオリゴ糖を

ビフィズス菌などの善玉菌のエサとなって善玉菌をふやし、腸内環境を改善！

　腸内の善玉菌の増殖を促し、腸内環境をととのえるオリゴ糖。通常の糖分とは違い、人間の消化酵素では分解されません。そのままの形で大腸まで届き、ビフィズス菌など善玉菌のエサとなって便通をよくし、便秘解消に役立ちます。

　シロップ状や顆粒状の甘味料として市販されていますが、砂糖より低カロリーながら甘みも少ないため、砂糖がわりに使うには注意が必要。甘さ控えめ程度で使い、フルーツや食物繊維が豊富な食べ物と組み合わせれば効果がアップします。バナナや寒天、玉ねぎ、大豆などにも天然のオリゴ糖が含まれています。

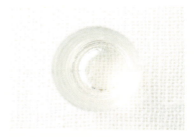

- 血糖値を上げにくい
- 小腸で吸収されず大腸に届く！
- ビフィズス菌のエサになる

オリゴ糖と合わせたい食べ物

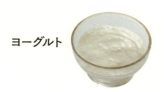

ヨーグルト

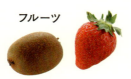

フルーツ

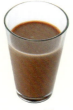

ココア

コーヒーや紅茶

1杯で1日の¼の食物繊維！ 4.6g!!

ココアのチカラはすごい！
ピュアココア大さじ山盛り1杯を入れたココアドリンクには、なんと食物繊維が4.6gも!! 1日20gを目標としたときに、この1杯で¼がまかなえるということ。これに豆乳やオリゴ糖を加えれば無敵です。特に朝がおすすめ。

朝にてきめん！

でるでる フルーツオリゴのすすめ
腸にとってのゴールデンタイムは朝。朝に腸を動かすおすすめのメニューが、フルーツオリゴです。特にキウイやいちごには水溶性食物繊維がたっぷり。これにオリゴ糖をプラス！　フルーツはサイコロに切ってオリゴ糖をかけるとおいしく食べやすい♪

POINT 09 水分をたっぷりとる！

腸をあたため、便をやわらかくするために不可欠な水分は1日1.5〜2ℓ！

腸の働きを活発にし、たまった悪玉菌や老廃物を排出するためには、水分も重要な役割を果たします。便のもとになる、老廃物を吸着した不溶性食物繊維は、水分を吸収してやわらかくなり、かさを増して"出やすい便"になります。

そのためには、水分の種類やとり方も重要。お茶やコーヒーなどカフェインを含むものや、アルコール、塩分を含むものはおすすめできません。常温の水または白湯を1日に8〜10回に分け、ゆっくり少しずつ飲むのが、腸活にぴったりの飲み方です。

1 1日に必要な水分の摂取量目安は？

日常生活で1日に必要な水分は、およそ1.5〜2ℓ。
何回かに分けて飲むのがおすすめです。
運動の際はさらに500mℓ〜1ℓの水を飲みましょう。

2 習慣にしたい、水分をとるタイミングは？

朝起きたらまずはコップ1杯。あとは3食に各1杯、朝食と昼食の間、昼食と夕食の間にそれぞれ1杯、夕食後に1杯、寝る前に1杯。
これで約1.6ℓの水分がとれます。

3 常温、冷水、白湯、どれがいい？

冷たい水を一気にゴクゴク飲むと、ほとんど吸収されずに尿になってしまうため、常温の水か白湯がおすすめです。
一口ずつゆっくり、こまめに飲むのが、腸によい飲み方です。

あなたの腸はどんな状態？
コロンセルフチェック

まずは見えない腸の状態を、
セルフチェックしてみましょう。
排便はあって便秘ではないが、出きっていなかったり、
おなかが張ってしまう「停滞腸」のおそれも。
該当個数を次ページの診断結果で簡単チェック！

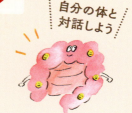

自分の体と対話しよう

- ☐ 嫌いな野菜が多い、または最近野菜をあまり食べていない
- ☐ 加工されていないフレッシュな果物をふだん食べる習慣がない
- ☐ 食事は外食かコンビニなどの惣菜を食べることが多い
- ☐ 水分をとりすぎないように注意している
- ☐ 食事のあとに、下っ腹がポッコリと出てしまう
- ☐ 食事量や回数が多いわけではないのに、なぜかやせにくい体質だ
- ☐ 口臭が気になる
- ☐ ダイエットしているのにポッコリ下腹部が改善されない
- ☐ なんとなくおなかがすっきりしない、または体が重たいと感じることがある
- ☐ 排便後に爽快感がない
- ☐ 便秘である
- ☐ 運動不足である
- ☐ 最近、ストレスを感じることがある
- ☐ 医師に、メタボリックシンドロームと診断された

➡ 合計　　　個

診断結果は次のページ

該当 ☑ が **3個以下** ➡ ほぼ問題なし。
本書の腸活レシピで、さらなる健康な腸をおいしくキープしましょう。

該当 ☑ が **4〜5個** ➡ 軽度の「停滞腸」の可能性も。
軽度ですのでいまから改善を。
チェックした項目をクリアできる生活を心がけて。

該当 ☑ が **6〜8個** ➡ 中程度の「停滞腸」。
注意が必要です。特に、食物繊維をたっぷりとる食生活を心がけましょう。Part2
のレシピを実践してみて。

該当 ☑ が **9個以上** ➡ 「停滞腸」です。
便秘の可能性も。食物繊維や発酵食品などの摂取はもちろん、
生活習慣全体を見直す必要があります。本書の腸活をいますぐ実践！

また、

☐ 便意が感じられない
☐ 下剤を使わないと排便できない

という人は、重度の便秘の可能性があります。
生活習慣に気をつけるとともに、
できるだけ早く胃腸科などの専門医に
相談してください。

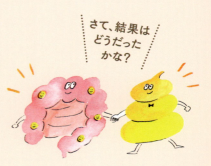

さて、結果はどうだったかな？

腸活豆知識 Q&A

食事以外の生活習慣でも
腸をいたわる知識を身につけておきましょう。
日々の積み重ねが健康な腸をつくります。

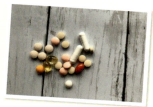

Q 喫煙するとおなかが ゆるくなるのはなぜ？

A たばこにはニコチンが含まれていますが、このニコチン、実は腸のぜん動運動を刺激する働きがあるのです。だから、おなかがゆるくなり、便秘の解消につながっているような現象に。食後に一服して便意を誘うのが習慣化してしまっている人もいますが、たばこはがんや心臓病のリスクを高めるのはいうまでもありません。たばこで便秘を解消させるのではなく、食生活を見直しましょう。

Q 便秘薬を飲んで 便秘を解消しています。 体にいいの？ 悪いの？

A 便秘のたびに便秘薬を飲むのは、体にあまりよくありません。食生活を改善して治る場合もあるので、食生活を見直してみましょう。便秘になる人に多いのは、食物繊維不足です。食物繊維は1日20gとるように、野菜やきのこ、海藻は1日350gとることを目安にするとよいでしょう。便秘や下痢が頻繁に起こる場合は胃腸疾患の可能性もあるので、医師に相談しましょう。

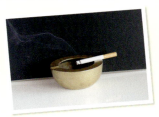

Q アルコールを飲むと 便秘が解消します。 これってどうなの？

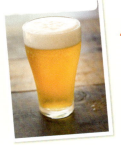

A アルコールを飲むとおなかを下したりするのは、アルコールに含まれる有機酸の働きによるものです。飲みすぎると下痢になってしまう場合も。また、アルコールには利尿作用があるため、摂取した水分を必要以上に排出してしまう可能性もあり、飲みすぎはやはり禁物です。水分が不足すると、便がかたくなり、かえって便秘を悪化させることにも。アルコールを飲む際には、ノンアルコールの水分も摂取するようにしましょう。

Q&Aで豆知識

Q 睡眠時間が少ないと便秘になるって本当?

A 人の便がつくられるのは主に夜間です。胃や小腸は睡眠中に90分周期で活動し、食べ物のカスや腸内細菌の死骸などで便がつくられるといわれています。朝、からっぽになっている胃に朝食で食べ物が入り、胃結腸反射、腸のぜん動運動が起こり、排便を促進させるのです。なので、睡眠不足や不規則な睡眠、質の悪い睡眠だと、睡眠中に胃腸がうまく働かず、便秘の原因のひとつになります。

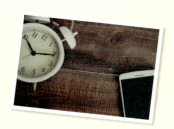

Q 腸にいい入浴法は?

A 週1〜2回の「腸もみ入浴」がおすすめです。湯ぶねに38度前後のぬるめの湯を張り、半身浴をしながら行います。もみ方は、①下腹部の右下から骨盤に沿って上がるようにもむ。②へそのやや右からへそ下を通り、左わき腹に動かす。③左わき腹から、骨盤の内側に沿って下げるようにもむ。この3ステップを2〜3回行いましょう。おなかのガスを出す効果があるペパーミント配合の入浴剤を入れると、より効果がアップします。

Q 食事以外の腸活習慣はありますか?

A 手軽に行えるウオーキングがおすすめです。運動の刺激で大腸の動きが活発になり、血液循環もよくなって汗もかくので新陳代謝が促進され、また、運動によるリラックス効果が副交感神経に働きます。1日に30分ほど、軽く汗が出る程度に歩くとよいでしょう。大切なのは、リラックスして行うこと。ウオーキングのほかにも、ヨガやピラティス、ストレッチ、水中ウオーキングもよいでしょう。激しい運動は必要ありません。

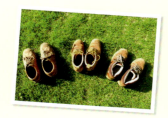

Part 1
発酵食品×オリーブオイルで、朝昼晩の毎日腸活レシピ

日本の伝統食材にはすばらしい発酵食品がいっぱい。本書の腸活は、そこにオリーブオイルを組み合わせることがポイントです！ この組み合わせは味わいも抜群によく、食卓を新しいのにどこかほっこりする、モダンなテイストにしてくれます。

【朝腸活！即できレシピ】→ **p.30**
【メインのおかず】→ **p.42**
【サブのおかず】→ **p.54**
【ごはん・めん】→ **p.58**

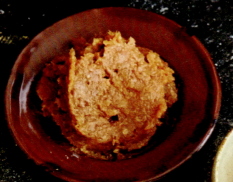
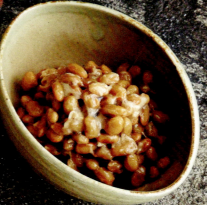
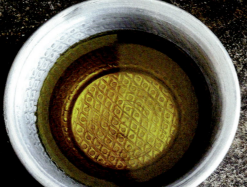

発酵食品×オリーブオイル
の相乗効果で腸活！

和の発酵食品とオリーブオイルを組み合わせた「地中海和食」は腸を元気にしてくれます。しかも、いつもの和食材が、オリーブオイルと合わせれば、斬新な一品に。

腸内まで生きて届き、
腸内環境をととのえる発酵食品

　発酵食品といえば、漬け物やみそ、しょうゆ、塩麹など、日本でずっと食べられているものがたくさん。乳酸菌や麹菌などの微生物によってたんぱく質や糖が分解され、変化したものが発酵食品です。

　植物性と動物性の発酵食品がありますが、日本人は古くから植物性発酵食品を食べているので、動物性よりも植物性発酵食品との相性がよいといわれています。

　腸にすむ腸内細菌のうち、悪玉菌を減らし、善玉菌をふやすと腸内環境がよくなりますが、それには発酵食品が効果的です。発酵食品はつづけて摂取するのが大事なので、毎日、何か発酵食品をとるように心がけましょう。

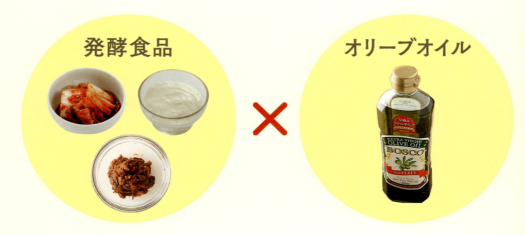

植物性発酵食品

植物性発酵食品とは、納豆や漬け物などのように、
植物性の食材を発酵させたものです。
動物性発酵食品よりも、生命力が強いといわれています。

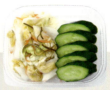

漬け物

野菜などのさまざまな食材を塩、酢、酒麹などに漬け、食材に付着している乳酸菌などを生かし、熟成させます。ぬか漬けは、米ぬかを使い、乳酸菌発酵をさせたぬか床に野菜を漬け込んでいます。奈良漬けは発酵食品である酒かすに、べったら漬けは米麹に漬け込んでいます。なかには発酵を伴わないものもあるので、漬け物＝発酵食品とはいえません。日本の漬け物は塩分が多いので、食べすぎに注意し、調理するときは漬け物の塩けを生かすのがポイント。韓国のキムチ、ドイツのザワークラウトも乳酸菌発酵でつくられています。ほかに、ピクルスやメンマも発酵食品の一種といえます。

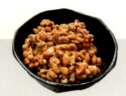

納豆

- **納豆菌が善玉菌をふやす**
  大豆を納豆菌で発酵させてつくられている納豆。納豆菌には、乳酸菌などの善玉菌をふやしたり、安定させたりする効果があり、それによって悪玉菌を減少させることもできます。
- **納豆は栄養満点**
  大豆たんぱくや食物繊維、ビタミンB_2、B_6、Eなどが豊富です。さらに、納豆のネバネバに含まれるたんぱく質分解酵素のナットウキナーゼには、血栓をとかす働きがあり、血液をサラサラにしてくれます。
- **納豆が乳酸菌のエサに**
  納豆にはオリゴ糖が含まれています。このオリゴ糖は大腸に届いて、乳酸菌のエサになるほか、善玉菌をふやすといわれています。ほかの発酵食品と組み合わせると、さらに効果がアップします！

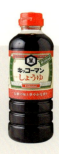

しょうゆ

大豆や小麦、塩などを麹菌、乳酸などで発酵させてつくられている調味料。和食に欠かせない食材です。塩分が多いので、とりすぎないように。

植物性発酵食品

甘酒

- **腸内環境をととのえる**
  米と麹菌でつくられている甘酒。甘酒には悪玉菌の影響を抑えたり、善玉菌を元気にする働きがあります。酒かすでつくる甘酒は発酵させていないので、発酵食品ではありません。ご注意を。
- **食物繊維やオリゴ糖も豊富**
  甘酒には、乳酸菌のエサになる食物繊維やオリゴ糖を含みます。ダブルで腸にいい最高の腸活食材。

みそ

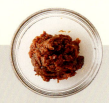

大豆や米、麦などの穀物に、塩と麹を加えて発酵させています。みそは貴重な発酵食品ですが、保存性を高めるために塩分が多いので、注意が必要です。

酢・ビネガー

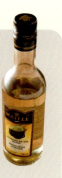

ビネガー、バルサミコ酢、りんご酢などの酢は発酵食品です。アルコールを酢酸菌で発酵させてつくられています。日本酒から米酢が、ワインからワインビネガーが、というように、酒の種類だけ酢の種類があります。

塩麹

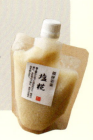

蒸した米に繁殖する麹菌である米麹に、塩と水を加えてさらに発酵させました。家庭でも作りやすいので、人気の調味料です。

豆板醤

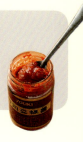

中華料理でおなじみの調味料。そら豆、大豆、米などを麹に漬け、塩を加えて発酵させています。

みりん

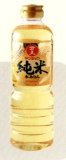

もち米、米麹、アルコールなどを40～60日熟成させてつくられる発酵調味料です。

動物性発酵食品

動物性発酵食品とは、ヨーグルトやチーズ、アンチョビーなどのように、動物性の食材を発酵させたものです。たんぱく質が豊富ですが、生命力が弱いのが特徴です。

ヨーグルト

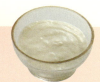

- **食物繊維をいっしょにとる！**
ヨーグルトは牛乳を乳酸菌などで発酵させてつくられています。乳酸菌のエサとなる食物繊維をいっしょにとるのが効果的。しかも、食物繊維は腸内の不要なものを吸着して体外に排出してくれます。ヨーグルトには食物繊維を含む食品を合わせましょう。

- **ヨーグルトの乳酸菌が悪玉菌の増殖を防ぐ**
年齢を重ねると、免疫力が低下するだけでなく、乳酸菌などの善玉菌が減り、大腸菌などの悪玉菌がふえてしまいます。ヨーグルトを摂取すると、善玉菌がふえ、悪玉菌の増殖を防ぐことができます。

- **ヨーグルトが便通を改善！**
乳酸、酢酸などの有機酸には、腸内環境を酸性にして悪玉菌の増殖を抑える働きがあります。この有機酸は、ヨーグルトの乳酸菌がつくり出すのです。また、腸内腐敗を防ぎ、ガスの発生を抑えたり、腸管を刺激して腸のぜん動運動を活発にして、便通をととのえてくれます。

アンチョビー

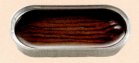

カタクチイワシを塩漬けにして発酵させたもの。ヨーグルトや漬け物などのように微生物の力を借りるのではなく、イワシの内臓にある消化酵素の働きを活用しています。同じように作られているいかの塩辛も実は発酵食品。塩分が多いので、とりすぎに注意。

チーズ

原料となる乳や、酵素、発酵させる微生物の違いにより、さまざまな種類があります。たんぱく質、カルシウムのほか、肌ビタミンといわれるビタミンB_2もとれるので、肌荒れ改善にも効果があるといわれています。

動物性発酵食品をとるときも植物性発酵食品は意識的にとり入れて

動物性、植物性の両方の発酵食品をとったほうが体によいといわれています。それは、菌の種類が豊富な人のほうが腸内環境がよいから。特に植物性発酵食品は、胃酸にも負けない生命力があるので、動物性発酵食品をとるときもいっしょにとるとよいでしょう。

朝腸活！即できレシピ

腸活の決め手は朝！ 忙しい朝にぴったりの手軽なレシピを紹介します。

忙しい朝はラクして「でるでるスムージー」を朝食に
小松菜バナナスムージー

材料(2杯分)
- 小松菜 … 100g
- バナナ … 1本（120g）
- A
  - プレーンヨーグルト … 200g
  - 水 … ¼カップ
  - オリゴ糖 … 大さじ3
  - オリーブ油、レモン汁 … 各大さじ1

作り方
1. 小松菜、皮をむいたバナナはざく切りにする。
2. 1、Aをミキサーに入れ、かくはんする。グラスに注ぎ、好みでオリーブ油を回しかける。

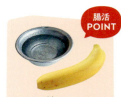

腸活POINT

オリゴ糖&バナナ
オリゴ糖は腸活に効果あり！ オリゴ糖のかわりにはちみつを使っても腸を元気にしてくれる。バナナのかわりにりんごやキウイも◎。

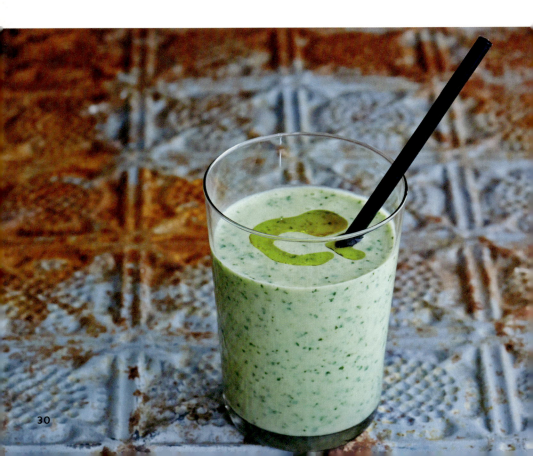

Part 1　発酵食品×オリーブ油【朝腸活! 即できレシピ】

アサイーとオリーブ油で
朝から快腸
アサイーボウル

材料(2人分)
アサイーピュレ（冷凍）… 50g
玄米フルーツグラノーラ … 40g
キウイ、
　いちごなど好みのフルーツ
　… 合わせて120g
A ｜ プレーンヨーグルト
　　　… 300g
　　 はちみつ … 大さじ3
オリーブ油 … 小さじ2

作り方
1　アサイーは解凍し、フルーツは食べやすい大きさに切る。
2　器にA、アサイーを入れてまぜ、フルーツとグラノーラをのせ、オリーブ油を回しかける。

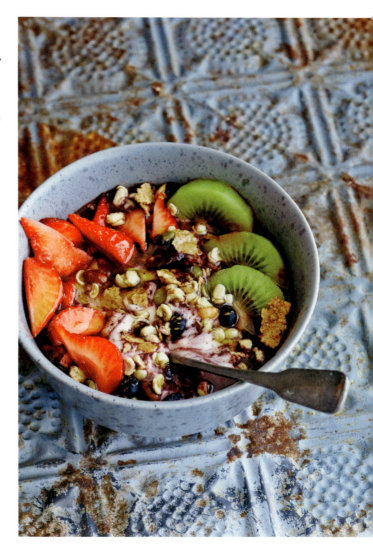

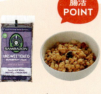

腸活 POINT

アサイー&グラノーラ
ポリフェノールや食物繊維、鉄、カルシウム、ビタミンCなどが豊富なアサイーに、腸活効果のあるはちみつを合わせて。グラノーラは玄米入りを、フルーツはキウイを選んで食物繊維もアップ!

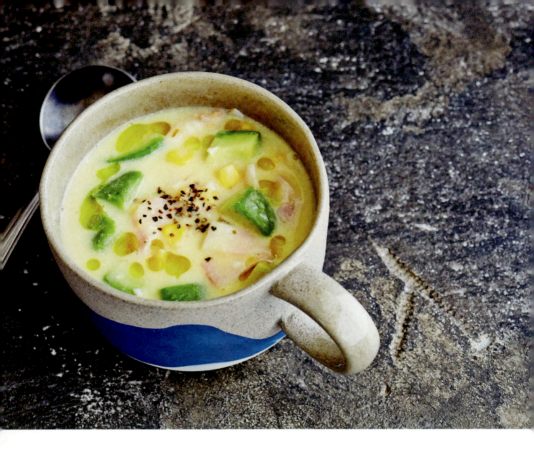

軽く煮たアボカド&玉ねぎの食感を楽しんで!
アボカドとベーコンのコーンスープ

材料(2人分)
アボカド … ½個
ベーコン … 40g
玉ねぎ … ¼個
A | コーンクリーム缶 … 1缶（180g）
　　| 牛乳 … ¾カップ
　　| 塩麹、オリーブ油 … 各大さじ1
あらびき黒こしょう … 少々

作り方
1 アボカドは皮をむいて1cm角に切る。ベーコンは1cm四方に、玉ねぎは1cm角に切る。
2 小なべにAを入れ、ひと煮立ちさせる。1を加え、弱火で5分ほど煮る。器に盛り、黒こしょうを振る。

腸活POINT

塩麹
腸内環境をととのえる塩麹で味つけした、忙しい朝でもさっと作れる腸活スープ。腸活によいアボカドも加えて。

オクラの食感がクセに。
朝はみそ汁でほっこりと!
朝腸活みそ汁

材料(2人分)
絹ごしどうふ … 100g
オクラ … 4本
カットわかめ（乾燥）… 2g
A ┃ だし … 2½カップ
　┃ みそ … 大さじ2
　┃ オリーブ油 … 小さじ1

作り方
1. とうふは水けをきって1cm角に切る。オクラはがくを切り落とし、1cm厚さに切る。わかめは水につけてもどし、水けをきる。
2. 小なべにAを入れ、ひと煮立ちさせる。1を加えて弱火で5分ほど煮る。
3. 器に盛り、好みでオリーブ油を回しかける。

腸活
POINT

みそ&オリーブ油
発酵食品であるみそは、和の代表的な腸活食材。オリーブ油を加えて和モダンな味わいに。

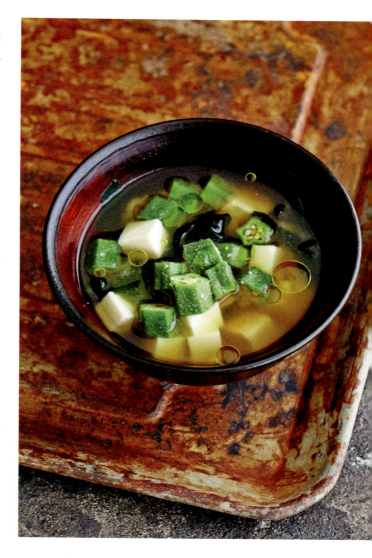

玉ねぎのシャキシャキ感を
プラスしてさっぱり
トマト納豆やっこ

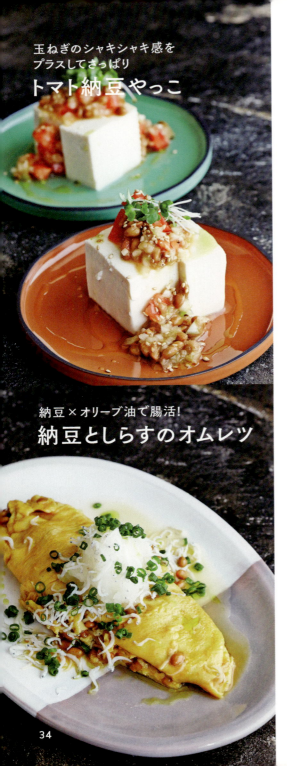

材料(2人分)
絹ごしどうふ … ½丁（150g）
A｜納豆 … 1パック（50g）
　｜トマト（1cm角に切る）… ½個
　｜玉ねぎのみじん切り … ¼個分
　｜しょうゆ、オリーブ油、酢 … 各小さじ1
いり白ごま … 1g
ブロッコリースプラウト … 10g
オリーブ油 … 大さじ1

作り方
1 とうふは水けをきり、2～3cm厚さに切る。ボウルにAを入れ、まぜる。
2 器にとうふを盛り、Aをかける。ごまを振り、ブロッコリースプラウトを添え、オリーブ油をかける。好みでしょうゆまたはポン酢しょうゆをかける。

腸活POINT

納豆
日本を代表する発酵食品の納豆に、発酵調味料の酢、そしてオリーブ油を合わせて腸活に効果てきめん！

納豆×オリーブ油で腸活！
納豆としらすのオムレツ

材料(2人分)
卵 … 3個
しらす … 10g
大根 … 200g
小ねぎ … 10g

A｜納豆 … 1パック（50g）
　｜しらす … 10g
　｜薄口しょうゆ
　｜（またはしょうゆ）、
　｜みりん … 各小さじ1
　｜塩 … 少々
オリーブ油 … 大さじ1

作り方
1 ボウルに卵、Aを入れ、まぜる。大根はおろして水けをきり、小ねぎは小口切りにする。
2 フライパンにオリーブ油を熱し、卵液を流し入れ、弱火～中火で全体を手早くまぜ合わせ、半熟になったら手前に返して形をととのえる。
3 器に盛り、大根おろしを添え、しらす、小ねぎを散らす。

腸活POINT

納豆としょうゆ
発酵食品の納豆としょうゆを合わせ、オリーブ油で焼き上げるから腸が元気に！

Part 1　発酵食品×オリーブ油【朝腸活！即できレシピ】

さば缶を使うから、
調味料いらずで簡単
さばキムごはん

材料(2人分)
あたたかいもち麦入りごはん … 茶わん2杯分（約300g）
さばみそ缶 … 1缶（160g／固形量110g）
卵黄 … 2個分
青じそ（せん切り）… 4枚
刻みのり … 適量
A｜キムチ … 80g
　｜オリーブ油 … 小さじ2
　｜しょうがのすりおろし … 小さじ½

作り方
1　ボウルに缶汁をきったさばを入れ、あらくほぐす。Aを加え、まぜる。
2　器にごはんを盛り、刻みのり、青じそを広げる。1をのせ、中央に卵黄をのせる。

さば缶&キムチ
忙しい朝に大助かりのお手軽丼物。発酵食品のキムチとごはんはもち麦、玄米や雑穀を入れて食物繊維をアップ！

腸活POINT

とろーりチーズも腸活食材!
ハムチーホットサンド

材料(2人分)
ライ麦食パン(6枚切り)…4枚
ハム……4枚
スライスチーズ…2枚
ピクルス(またはたくあんやしば漬け)…40g
粒マスタード…小さじ2
オリーブ油…大さじ1

作り方
1 食パン1枚にハム、チーズ、ハムと1枚ずつ重ね、粒マスタード半量をぬる。ピクルス半量をのせ、もう1枚の食パンではさむ。同様にもう1つ作る。
2 ホットサンドメーカーにオリーブ油半量をぬり、1をセットする。中火で片面2分ずつ、焼き色がつくまで焼く。もう1つも同様に焼く。半分に切って器に盛り、あれば好みのピクルスを添える。

腸活POINT
ライ麦パン
発酵食品のチーズ&ピクルスで腸活! そのうえ食物繊維が多くとれるライ麦パンを合わせておなかスッキリ! ライ麦パン独特の香ばしさがたまらない。

調理POINT
ホットサンドメーカーがない場合は、フライパンにのせて平らな皿などで押さえつけて焼けばOK。

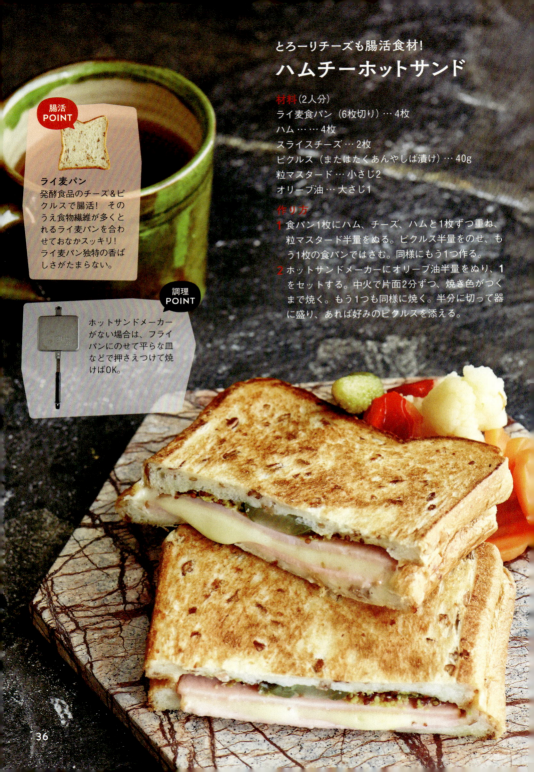

Part 1 発酵食品×オリーブ油【朝腸活！即できレシピ】

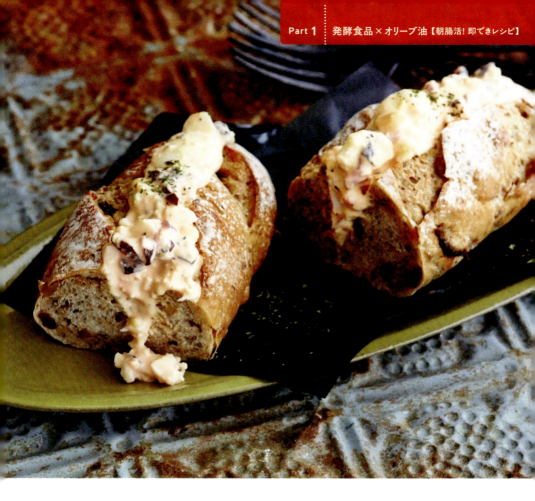

しば漬けが色も味もアクセントに
ピンクの卵サンド

材料(2人分)
ライ麦バゲット … 小1本
A｜ゆで卵のあらいみじん切り
　　　… 3個分
　｜しば漬けのあらいみじん切り
　　　… 25g
　｜マヨネーズ … 大さじ3
　｜オリーブ油 … 小さじ2
　｜酢 … 小さじ1
　｜あらびき黒こしょう … 少々
ドライパセリ … 少々

作り方
1 ボウルにAを入れ、まぜる。
2 パンに切り込みを入れ、1をはさむ。食べやすい大きさに切り、ドライパセリを振る。

腸活 POINT

しば漬け
漬け物も発酵食品なので、腸活食材に。漬け物は塩分が多いので、そこだけは注意！ しば漬けのかわりにたくあんや高菜でも。

切ってあえるだけの最高に簡単なサラダ
豆苗とサラダチキンのシャキシャキキムチあえ

材料(2人分)
サラダチキン（プレーン）
　…1枚（110g）
豆苗…1袋（200g）
A ｜ キムチ…80g
　｜ オリーブ油…大さじ1
粉チーズ…適量

作り方
1 サラダチキンは5mm角の棒状に切り、豆苗は4〜5cm長さに切る。
2 ボウルに1、Aを入れ、まぜる。器に盛り、粉チーズを振る。

腸活POINT

サラダチキン
そのまま食べてもおいしいサラダチキンは、忙しい朝の救世主。腸活食材のキムチをドレッシングがわりに。サラダチキンはカレー味やハーブ味など好みのものでも。

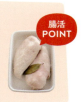

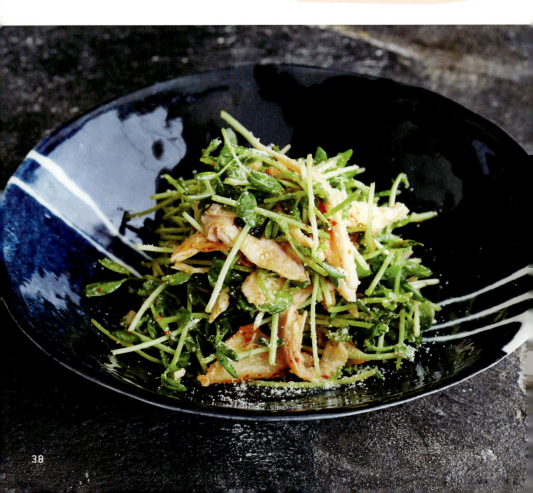

Part 1　発酵食品×オリーブ油【朝腸活！即できレシピ】

アボカド
アボカドに豊富に含まれるビタミンEが腸内細菌の老化防止に役立つ。食物繊維も多いので◎。スープに使うのでアボカドはややかためがおすすめ。

腸活POINT

アンチョビーの塩味をきかせた食べごたえのある一品
アボカドとアンチョビーのスープパスタ

材料(2人分)
アボカド…1個
ミニトマト…8個
ハム…2枚
マカロニ…30g
A　水…2カップ
　　にんにくの薄切り…2かけ分
　　アンチョビーのみじん切り…10g
　　オリーブ油、
　　顆粒スープ（チキン）
　　　…各小さじ2
　　あらびき黒こしょう…少々

作り方
1 アボカドは縦半分に切って種をとり、皮をむいて8等分のくし形に切る。ハムは1cm四方に切る。
2 マカロニは袋の表示よりも早めにざるに上げ、かためにゆでる。
3 小なべにAを入れ、ひと煮立ちさせる。1、2、ミニトマトを加えて5分ほど煮て、器に盛り、あればチャービルを添える。

朝食やブランチには甘くないタイプが◎
お食事フレンチトースト

材料(2人分)
バゲット（4cm厚さ）… 4切れ
ウインナソーセージ … 4本
A ┌ 卵 … 1個
　　├ 牛乳 … 1/4カップ
　　└ 塩 … 少々
オリーブ油 … 大さじ2
B ┌ プレーンヨーグルト … 大さじ4
　　├ マヨネーズ … 大さじ2
　　├ カレー粉 … 小さじ1/2
　　└ にんにくのすりおろし … 小さじ1/4
ベビーリーフ … 20g
あらびき黒こしょう … 適量

作り方
1 ボウルに**A**を入れてまぜ合わせ、バゲットを両面ひたす。ソーセージに切り目を入れる。
2 別のボウルに**B**を入れてまぜ、ソースを作る。
3 フライパンにオリーブ油を熱し、軽くしぼったバゲットとソーセージを入れる。弱火〜中火で焼き、バゲットに焼き色がついたら返して同様に焼く。ソーセージは表面を焼く。
4 器に**3**、ベビーリーフを盛り、バゲットに**2**をかけ、黒こしょうを振る。

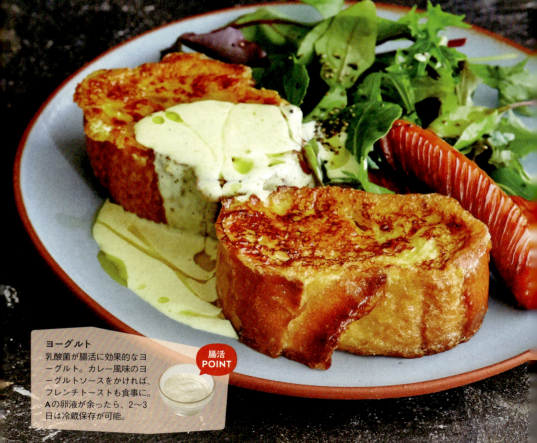

腸活POINT

ヨーグルト
乳酸菌が腸活に効果的なヨーグルト。カレー風味のヨーグルトソースをかければ、フレンチトーストも食事に。Aの卵液が余ったら、2〜3日は冷蔵保存が可能。

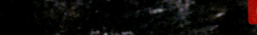

Part 1 　発酵食品×オリーブ油【朝腸活！即できレシピ】

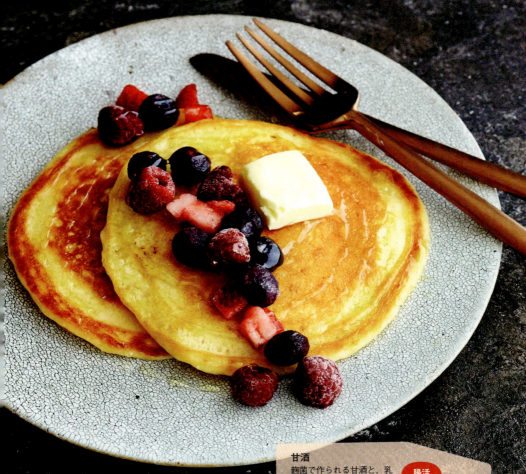

甘酒
麹菌で作られる甘酒と、乳酸菌のヨーグルトのダブル使いで腸が活発に！ ミックスベリーはバナナやキウイなどの腸活フルーツにかえても。

腸活POINT

甘酒＆ヨーグルトでもっちり食感に
もっちり甘酒パンケーキ

材料（2人分）
ホットケーキミックス…1袋（150g）
A ┃ プレーンヨーグルト…150g
　┃ 甘酒…50g
　┃ 卵…1個
オリーブ油…大さじ2
ミックスベリー（冷凍でも）…40g
バター（食塩不使用）…適量

作り方
1 ボウルにホットケーキミックス、Aを入れてまぜる。
2 フライパンを熱し、オリーブ油をキッチンペーパーに含ませてぬり、弱火にする。1を½量流し入れ、ふたをして焼く。焼き色がついたら返して同様に焼く。
3 器に盛り、好みではちみつをかけ、ミックスベリー、バターを添える。

メインのおかず

腸活パワーがあるうえ、
味つけにも使える発酵食品を、
肉や魚、卵の料理に組み合わせました。
しっかり食べながら、腸内環境をととのえます。

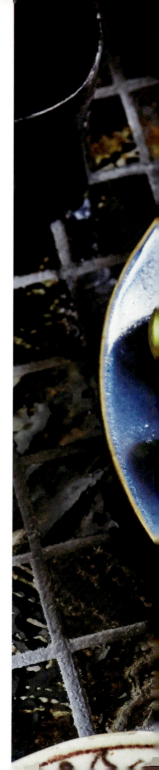

塩麹で肉がしっとり&白ごま衣が香ばしい!
鶏肉のごまタツタ 〜塩麹でしっとり〜

材料(2人分)
鶏胸肉 … 大1枚（300g）
水菜 … 50g
いり白ごま … 50g
A｜塩麹 … 大さじ1
　｜しょうゆ、みりん、
　｜　かたくり粉 … 各小さじ2
　｜しょうがのすりおろし
　｜　… 小さじ½
オリーブ油 … 大さじ3
すだち（半分に切る）… 適量
マヨネーズ … 大さじ1

作り方
1 鶏肉は1.5〜2cm厚さのそぎ切りにし、ボウルに入れてAをもみ込み、冷蔵庫に20〜30分おく。
2 水菜はざく切りにする。
3 バットにごまを広げ、1の両面にたっぷりまぶす。
4 フライパンにオリーブ油を熱し、3の鶏肉を入れ、中火でごまに焼き色がつくまで2分ほど加熱する。返して同様に焼く。油をきり、水菜を敷いて盛り、すだち、マヨネーズを添える。

腸活 POINT

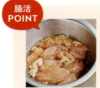

塩麹につける
塩麹の乳酸菌の効果で腸が活発に！ 塩麹に20〜30分つけるから、パサつきやすい鶏胸肉もしっとり。

Part 1 　発酵食品×オリーブ油【メインのおかず】

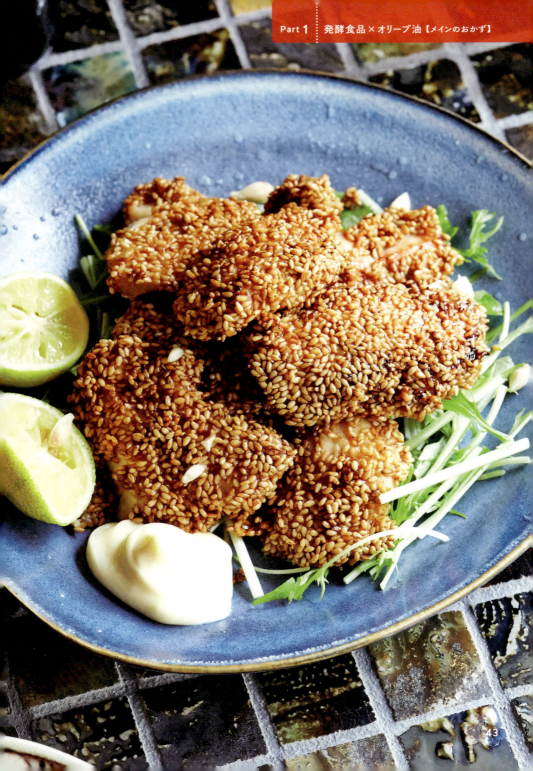

塩麹パワーで腸内環境をととのえる&肉がしっとり

にんにく塩麹づけの煮豚 3種のねぎとこしょうのソース

材料(3〜4人分)
豚肩ロースかたまり肉 … 400〜450g
塩、あらびき黒こしょう … 各肉の重量の1%
A ┃ 塩麹 … 50g
　┃ にんにくのすりおろし … 小さじ1/2
オリーブ油 … 少々
パクチー … 20g
〈ソース〉
ねぎのみじん切り … 1/4本分
玉ねぎのみじん切り … 1/4個分
小ねぎの小口切り … 5本分（20g）
ごま油 … 大さじ2
レモン汁 … 小さじ2
あらびき黒こしょう … 小さじ1
塩 … 小さじ1/4

作り方
1 豚肉は焼く30分ほど前から室温にもどし、塩、黒こしょうをすり込む。ボウルにソースの材料をまぜ合わせる。
2 フライパンにオリーブ油を熱し、豚肉を入れて中火〜強火で全面にしっかりと焼き目をつける。Aとともに保存袋に入れて全体になじませ、密閉する。袋が破れないように、さらに保存袋に入れて密閉する。
3 沸騰した湯の中に2を袋ごと入れ、ふたをしてごく弱火で1時間30分ほど加熱する。豚肉を食べやすい厚さに切り、パクチー、ソースとともに器に盛る。

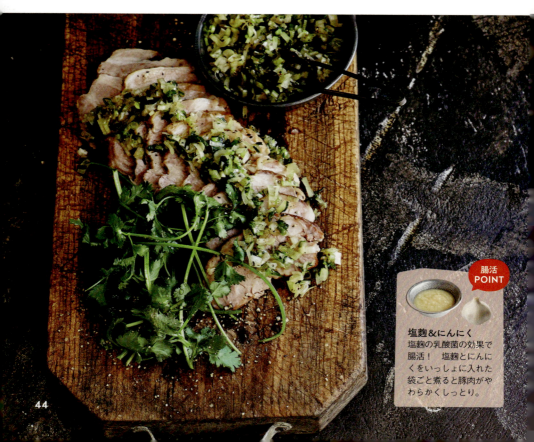

腸活POINT

塩麹&にんにく
塩麹の乳酸菌の効果で腸活！ 塩麹とにんにくをいっしょに入れた袋ごと煮ると豚肉がやわらかくしっとり。

Part 1 発酵食品×オリーブ油【メインのおかず】

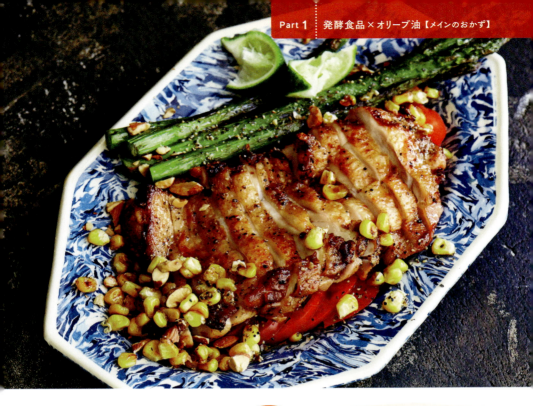

スパイス&ヨーグルト&
オリーブ油で腸活!

ジャークチキン

材料(2人分)
鶏もも肉 … 小2枚(400g)
トマト … 1個
グリーンアスパラガス … 8本
とうもろこし … ½本
A │ プレーンヨーグルト … 大さじ2
　│ オリーブ油、しょうゆ … 各大さじ1
　│ にんにくのすりおろし、ガラムマサラ
　│ 　　… 各小さじ1
　│ クミンパウダー、パプリカパウダー
　│ 　　… 各小さじ½
　│ 塩、あらびき黒こしょう … 各小さじ¼
アーモンド(あらく砕く) … 15g
ライムのくし形切り … ¼個分

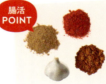

腸活POINT

にんにく&スパイス
スパイスが腸をあたため、ヨーグルトで腸内環境をととのえる。鶏肉は少しおくとスパイスがなじんでよりやわらかい仕上がりに!

作り方

1 鶏肉は全体をフォークで刺してボウルに入れ、Aを加えて全体をなじませ、冷蔵庫に10分ほどおく。トマトは5mm厚さに切り、アスパラガスは軸のかたい部分を切り落とし、大きいはかまの部分はピーラーでむく。とうもろこしは実を包丁でそぎ切る。

2 オーブントースターのトレーにクッキングシートを敷いて鶏肉、アスパラガス、とうもろこしをのせ、鶏肉に火が通るまで8~10分焼く(野菜は焼き色がついたら適宜とり出す)。

3 鶏肉を食べやすい厚さに切り、焼き野菜とともにトマトを並べた器に盛り、アーモンドを散らし、ライムを添える。

45

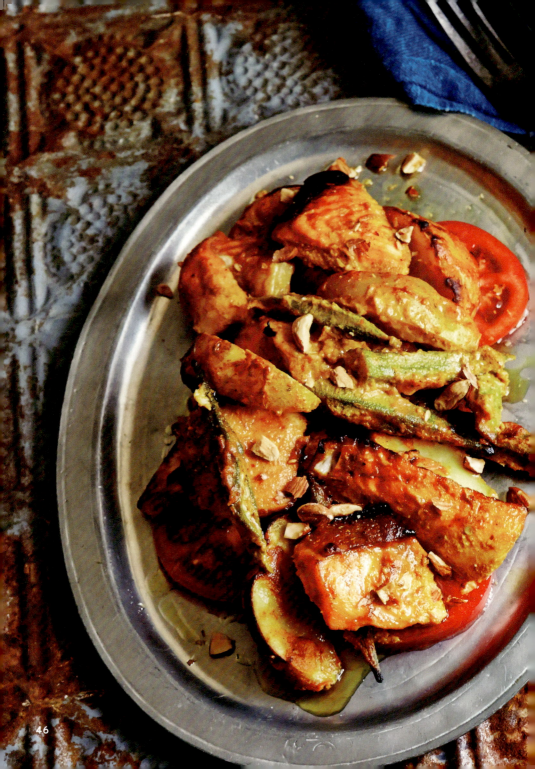

Part 1 | 発酵食品×オリーブ油【メインのおかず】

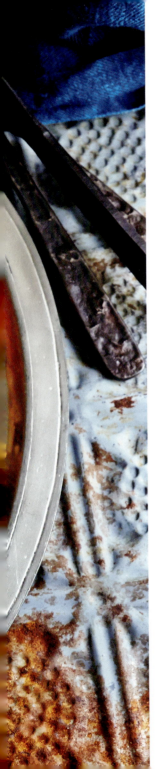

オーブントースターで焼くだけで楽ちん！
タンドーリサーモン

材料(2人分)
サーモン（切り身）… 2切れ
トマト … ½個
オクラ … 4本
じゃがいも … 1個
A | プレーンヨーグルト … 60g
　　トマトケチャップ
　　　… 大さじ2
　　カレー粉 … 大さじ1
　　しょうがのすりおろし、
　　にんにくのすりおろし
　　　… 各小さじ1
　　七味とうがらし、しょうゆ
　　　… 各小さじ½
オリーブ油 … 大さじ2
アーモンド（あらく砕く）… 15g

作り方
1 サーモンはぶつ切りにする。トマトは5mm厚さの薄切りに、オクラはがくを切り落として乱切りにする。
2 じゃがいもは皮つきのまま12等分のくし形切りにする。耐熱皿にのせてラップをかけ、電子レンジで3分ほど加熱する。余分な水けはきる。
3 ボウルにAを入れてまぜ、サーモン、オクラ、2を加えてあえる。冷蔵庫に20〜30分おく。
4 オーブントースターのトレーにクッキングシートを敷き、3をのせてオリーブ油をかける。全体に焼き色がつくまで8〜12分加熱する。トマトを敷いた器に盛り、アーモンドを散らす。

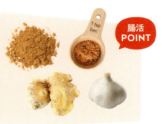

しょうが、にんにく、カレー粉、七味
しょうが、にんにく、カレー粉、七味とうがらしなどのスパイスは、体をあたためて腸を動かしてくれる！

腸活 POINT

豆乳と肉のうまみでやさしい味わい

豆乳肉じゃが

材料(2人分)
豚バラ薄切り肉 … 150g
じゃがいも … 小2個（250g）
グリーンアスパラガス … 3本
にんじん … 小1/2本（60g）
玉ねぎ … 1/2個
無調整豆乳 … 1/2カップ
A｜だし … 1 1/2カップ
　｜薄口しょうゆ
　｜（またはしょうゆ）、みりん
　｜… 各大さじ2 1/2
　｜砂糖 … 小さじ2
オリーブ油 … 小さじ2
パクチー … 適量

作り方
1 豚肉は4〜5cm幅に切る。じゃがいもは8等分に切る。アスパラガスは軸のかたい部分を切り落とし、大きいはかまの部分はピーラーでむき、乱切りにする。にんじんは乱切りにし、玉ねぎは6等分のくし形切りにする。
2 じゃがいも、にんじんは耐熱皿にのせてラップをかけ、電子レンジで5分ほど加熱する。余分な水けはきる。
3 なべにオリーブ油を熱して豚肉を入れ、中火でいため、肉の色が半分くらい変わったら、2、玉ねぎを加えて2〜3分いためる。
4 アスパラガス、Aを加え、ひと煮立ちさせる。ふたをして弱火で10分ほど煮、豆乳を加えて1〜2分加熱する。器に盛り、ざく切りにしたパクチーをのせる。

豆乳
豆乳のマグネシウムが腸内環境をととのえてくれる。豆乳は分離しやすいので最後に加えて沸騰させないようにすると、色も香りもよく仕上がる。

腸活 POINT

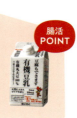

Part 1 | 発酵食品×オリーブ油【メインのおかず】

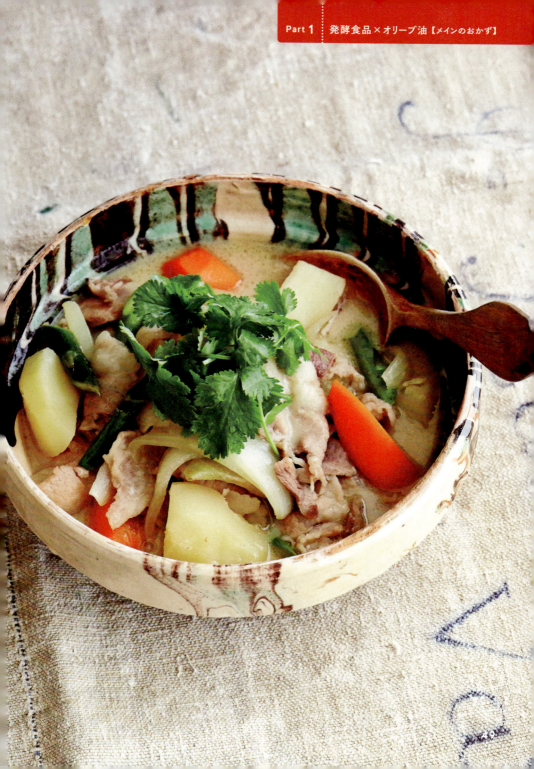

発酵調味料の豆板醤とスパイスが腸を動かす!

レッドコールスロー withステーキ

材料(2人分)
牛肉(ステーキ用)
　…1枚(150g)
赤キャベツ…¼個(150g)
パプリカ(赤)…½個
ゆで卵…1個
塩、あらびき黒こしょう
　…各適量

A ｜ マヨネーズ…80g
　　豆板醤…小さじ2
　　カレー粉、酢
　　　…各小さじ1
　　にんにくのすりおろし、
　　しょうがのすりおろし
　　　…各小さじ½
オリーブ油…大さじ1

作り方
1 牛肉は焼く30分ほど前から室温にもどし、焼く直前に塩、黒こしょうを振る。赤キャベツはせん切りにし、パプリカは5mm幅に切る。
2 ボウルに赤キャベツ、パプリカ、Aを入れ、まぜ合わせる。
3 フライパンにオリーブ油を熱し、牛肉を中火〜強火で1分ほど焼き、上下を返して30秒ほど焼く。とり出して食べやすい大きさに切る。
4 器に2、3を盛り、くし形切りにしたゆで卵、好みでチャービルを添える。

腸活POINT

豆板醤
豆板醤とスパイスをなじませたコールスローは、腸を元気に。赤キャベツは栄養もあり、見た目も美しく、時間がたってもおいしいので作りおきにもおすすめ。

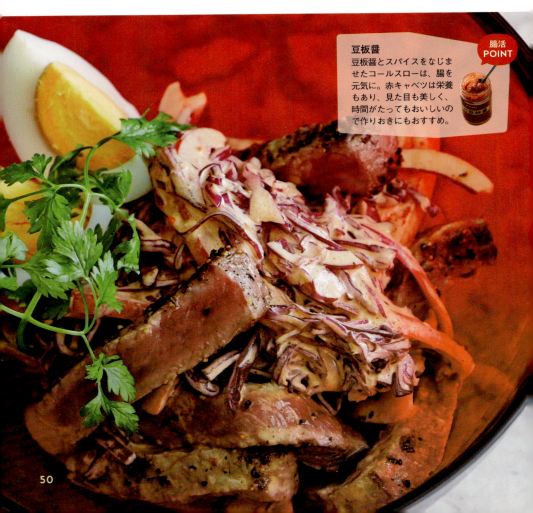

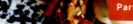
Part 1　発酵食品×オリーブ油【メインのおかず】

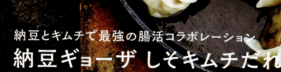

納豆とキムチで最強の腸活コラボレーション
納豆ギョーザ しそキムチだれ

材料(2人分)
ギョーザの皮…20〜25枚
納豆…2パック（100g）
豚ひき肉…100g
にらのみじん切り…40g
A｜しょうゆ…大さじ1
　｜酒、ねりがらし、かたくり粉、
　｜しょうがのすりおろし
　｜　　　各小さじ1
オリーブ油…大さじ1
〈たれ〉
キムチのみじん切り…100g
青じそのみじん切り…10枚分
オリーブ油…大さじ2
いり白ごま…大さじ1
酢、しょうゆ…各小さじ1

作り方
1. ボウルに納豆、ひき肉、にら、Aを入れ、まぜ合わせる。
2. 別のボウルにたれの材料をまぜ合わせる。
3. ギョーザの皮を広げ、1をスプーンで適量とってのせる。皮の縁に水少々をぬり、包む。残りも同様に包む。
4. フライパンにオリーブ油を強火で熱し、一度火を止める。3を並べ、中火で焼き色がつくまで焼く。水大さじ4を加え、ふたをして5〜7分蒸し焼きにする。たれを小皿に入れて添える。

キムチだれ
肉だねには納豆、たれにはキムチを使って腸活に効果大。発酵食品のしょうゆを味つけに、オリーブ油で焼き上げ、さらに快腸！

腸活POINT

51

みそ&さんしょう、しょうがが腸を活発に!
さんしょうみそつくね

材料(2人分)
鶏ももひき肉 … 200g
温泉卵 … 1個
A│ねぎのみじん切り … ½本分
　│みそ … 大さじ2½
　│かたくり粉、酒 … 各小さじ2
　│粉ざんしょう、
　│　しょうがのすりおろし
　│　… 各小さじ1
酒 … 大さじ2
B│トマト(1cm角に切る)
　│　… ½個分
　│ブラックオリーブ(種なし)
　│　… 6個
　│しょうゆ、みりん、酒
　│　… 各大さじ2
　│砂糖 … 小さじ1
オリーブ油 … 大さじ1

作り方
1 ボウルにひき肉、Aを入れてねりまぜる。ゴルフボールくらいの大きさに丸め、全体に小麦粉適量(分量外)をまぶす。
2 フライパンにオリーブ油を熱して1を入れ、中火で全面に焼き色をつける。酒を加え、ふたをして弱火で3～4分蒸し焼きにする。
3 Bを加え、ときどきフライパンを揺すりながら軽くとろみがつくまで中火で煮からめる。器に盛り、温泉卵をのせる。

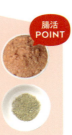

腸活POINT
みそ&粉ざんしょう
発酵食品のみそとスパイスのさんしょうで腸活をトマトのグルタミン酸を照り焼きに加えることで、濃厚&さっぱり。お酒もごはんもすすむ味つけに。パスタをあえても◎。

卵料理もヨーグルトで腸活を!
ベーコンのヨーグルトスクランブルエッグ

材料(2人分)
ロングベーコン … 4枚
A│とき卵 … 3個分
　│プレーンヨーグルト … 大さじ2
　│レッドキドニービーンズ … 40g
　│ミニトマトのくし形切り
　│　… 4個分
　│塩、こしょう … 各少々
B│マヨネーズ、トマトケチャップ
　│　… 各大さじ2
　│粒マスタード … 小さじ1
オリーブ油 … 大さじ1

作り方
1 ボウルにAをまぜ合わせる。
2 フライパンにオリーブ油を熱してベーコンを入れ、中火で両面をしっかり焼き、別皿にとり出す。
3 2のフライパンに1を流し入れ、全体が半熟になるまで手早くまぜ合わせ、火を止める。ベーコンとともに器に盛り、まぜ合わせたBをかける。

腸活POINT
キドニービーンズ
ヨーグルトはもちろん、レッドキドニーも腸活にはおすすめの食材。手軽な缶詰やドライパックを使用して。粒マスタード入りのオーロラソースで。

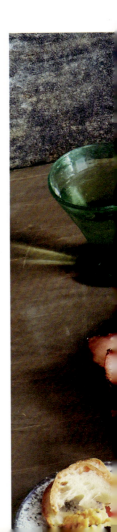

Part 1　発酵食品×オリーブ油【メインのおかず】

さば缶に具をまぜてトースターで焼くだけ
さばとのりのとろとろチーズ焼き

材料(2人分)
- さばみそ煮缶 … 1缶
  （200g／固形量150g）
- ピザ用チーズ … 60g
- A
  - マッシュルーム
    （縦4等分に切る）… 6個
  - マヨネーズ … 大さじ3
  - オリーブ油 … 小さじ1
  - 刻みのり … 1g
- 小ねぎの小口切り … 適量

作り方
1 ボウルにさばの缶汁をきって入れ、Aを加えてさっくりとまぜ合わせる。
2 耐熱の器に1を入れ、チーズをのせる。オーブントースターで表面に焼き色がつくまで10〜12分焼き、小ねぎを散らす。

腸活POINT

チーズ
チーズたっぷりで、腸への効果もおいしさもアップ。β-グルカンを含むマッシュルームで、腸をさらに健康に。

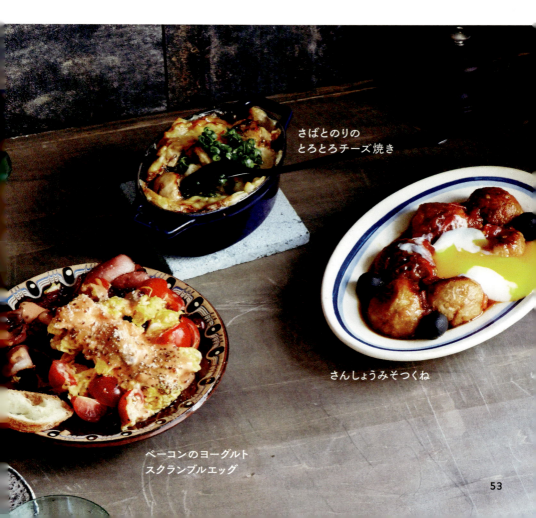

さばとのりの
とろとろチーズ焼き

さんしょうみそつくね

ベーコンのヨーグルト
スクランブルエッグ

サブのおかず

野菜やきのこのサブおかずにも、発酵食品を毎日とり入れて。

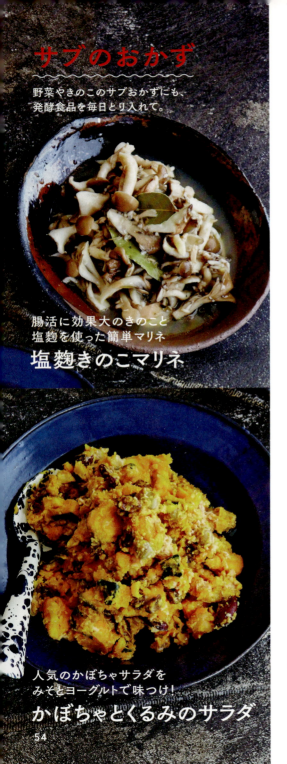

腸活に効果大のきのこと
塩麴を使った簡単マリネ
塩麴きのこマリネ

材料(2人分)
- しめじ … 1パック（120g）
- まいたけ … 1パック（120g）
- エリンギ … 2本（100g）
- ツナ油づけ缶 … 1缶（70g）
- 白ワイン … 大さじ2
- ローリエ … 2枚
- A | 塩麴、オリーブ油 … 各大さじ1
  | 白ワインビネガー（または酢）… 小さじ2

作り方
1. しめじ、まいたけは軽くほぐし、エリンギは乱切りにする。
2. 耐熱皿に1、ワイン、ローリエを入れ、ラップをかけて電子レンジで4分加熱する。
3. ボウルに汁ごと入れ、油をきったツナ、Aを加えてまぜ合わせる。

腸活POINT 塩麴と白ワインビネガーのダブル発酵調味料で腸活
塩麴、白ワインにさらに白ワインビネガーを合わせ、腸活効果大。和と洋の調味料は新しいおいしさ。

人気のかぼちゃサラダを
みそとヨーグルトで味つけ！
かぼちゃとくるみのサラダ

材料(2人分)
- かぼちゃ … 1/4個（250g）
- ミックスビーンズ（ドライパック）… 50g
- レーズン … 30g
- くるみ（あらめに砕く）… 30g
- A | プレーンヨーグルト … 大さじ3
  | みそ … 大さじ2
  | オリーブ油 … 大さじ1

作り方
1. かぼちゃは種とわたを除いて皮をピーラーでざっくりむき、2cm角に切る。耐熱皿にのせ、ラップをかけて電子レンジで4分加熱し、熱いうちにフォークなどであらくつぶす。
2. ボウルにAを入れてまぜ、1、ミックスビーンズ、レーズン、くるみを加えてざっくりまぜる。

腸活POINT みそ&ヨーグルト
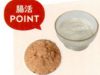
腸活食材のヨーグルトとみそが隠し味。ヨーグルトでさっぱりさせ、みそでコクを出して。

Part 1 発酵食品×オリーブ油【サブのおかず】

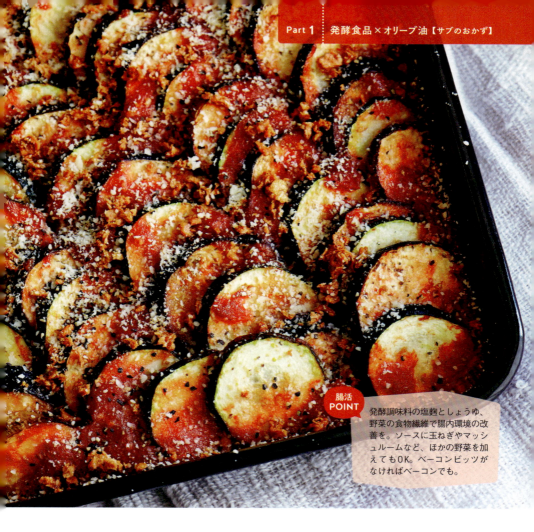

腸活POINT
発酵調味料の塩麹としょうゆ、野菜の食物繊維で腸内環境の改善を。ソースに玉ねぎやマッシュルームなど、ほかの野菜を加えてもOK。ベーコンビッツがなければベーコンでも。

塩麹としょうゆが隠し味のトマトソース
ズッキーニとなすのオーブン焼き 塩麹トマトソース

材料(2人分)
ズッキーニ … 2本
なす … 2〜3個
A | トマト缶（カット）… ½缶（200g）
　 | 水、トマトケチャップ … 各大さじ3
　 | 塩麹、オリーブ油 … 各大さじ1
　 | しょうゆ … 小さじ1
　 | ローリエ … 2枚
ベーコンビッツ、粉チーズ … 各適量

作り方
1 ズッキーニ、なすは5〜8mm厚さの輪切りにする。
2 なべにAを入れてひと煮立ちさせ、弱火で10分ほど煮てソースを作る。
3 ボウルに1、2を入れてあえ、耐熱皿に重ねながら並べる。残ったソースをかけ、オーブントースターで表面に焼き色がつくまで12〜15分（オーブンなら250度に予熱して10〜15分）焼き、ベーコンビッツ、粉チーズを振る。

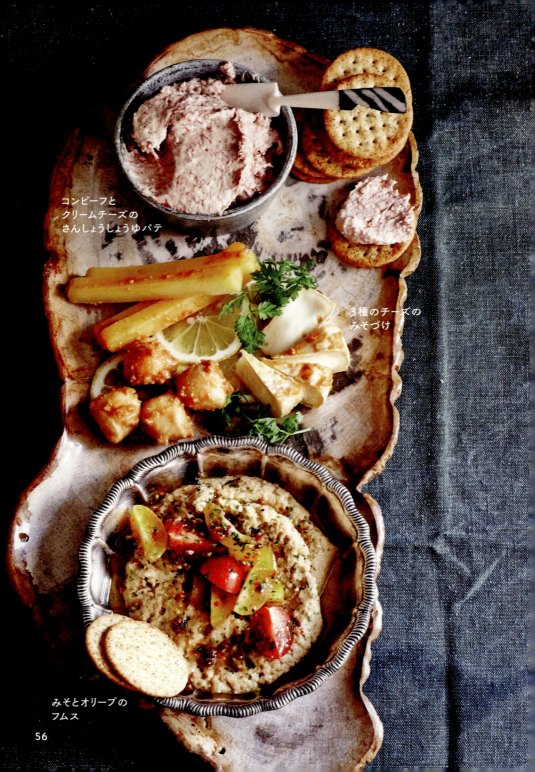

Part 1 発酵食品×オリーブ油【サブのおかず】

さんしょうパワーで腸をあたため、
味のアクセントにも
コンビーフとクリームチーズのさんしょうしょうゆパテ

材料(作りやすい分量・2〜3人分)
クリームチーズ … 100g
A｜コンビーフ … 100g
　｜しょうゆ … 大さじ1
　｜オリーブ油 … 小さじ2
　｜粉ざんしょう … 小さじ½

作り方
1 耐熱皿にクリームチーズをのせてラップをかけ、電子レンジで20秒ほど加熱してやわらかくする。
2 ボウルに1、Aを入れ、まぜ合わせる。

腸活POINT

粉ざんしょう
ピリッとおいしい和風パテは腸をあたため、免疫力をアップ。腸活食品のしょうゆ、チーズと合わせて。野菜やパンにつけてもOK。3〜4日は冷蔵保存が可能。

乳酸菌は動物性×植物性のダブル使い
3種のチーズのみそづけ

材料（作りやすい分量・3〜4人分）
モッツァレラ（チェリータイプ）
　　… 約80g
カマンベール … 約80g
ホワイトチェダー … 約80g
A｜みそ … 150g
　｜みりん … ½カップ
　｜オリーブ油 … 小さじ2
　｜にんにくのすりおろし … 小さじ½
　｜豆板醤 … 小さじ¼
レモンの輪切り、チャービル … 各適量

作り方
1 チーズは水けがあればキッチンペーパーでふく。
2 なべにAのみりんを入れ、1〜2分加熱してアルコール分をとばし、ボウルに移す。残りのAを加えてまぜ合わせる。
3 保存容器（または保存袋）にチーズと2を入れて全体をなじませ、冷蔵庫に1〜2日おく。食べやすい大きさに切り、レモン、チャービルとともに器に盛る。

腸活POINT

チーズ&みそ
チーズは好みのものでOK。水分があるものはしっかりと除いてからつけると傷み防止に。半日〜1日でチーズの香りが楽しめて、3〜4日でしっかりとつけ床の味が楽しめる。モッツァレラなどをパンの上にのせて軽くトーストするのもおすすめ。

ひよこ豆の中東料理を腸活食材で
みそとオリーブのフムス

材料(作りやすい分量・3〜4人分)
ひよこ豆（水煮） 300g
A｜グリーンオリーブ（種なし）… 40g
　｜ねり白ごま … 大さじ4
　｜みそ、水 … 各大さじ3
　｜レモン汁 … 小さじ2
　｜にんにくのすりおろし … 小さじ½
B｜ミニトマト（赤・黄）のくし形切り
　｜　… 各3個分
　｜オリーブ油 … 大さじ2
　｜ピンクペッパー（手でつぶす）、
　｜　ドライパセリ… 各適量

作り方
1 ひよこ豆は水けをきり、フードプロセッサーに入れてAを加え、かくはんする（途中何度かゴムべらなどで側面や底からまぜ合わせる）。
2 ポリ袋に1を入れて端をカットし、器にしぼり出す。Bをまぜ合わせてかける。

腸活POINT

みそ&ひよこ豆
発酵食品のみそに不溶性食物繊維が豊富なひよこ豆、オリーブ油を合わせて快腸！ オリーブとレモン汁の酸味が味のアクセント。3〜4日は冷蔵保存が可能。

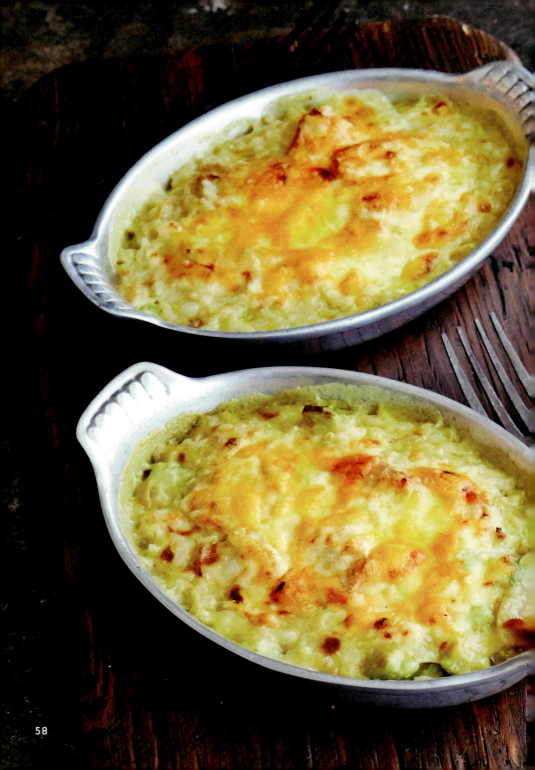

Part 1　発酵食品×オリーブ油【ごはん・めん】

ごはん・めん

ごはん、めんなどの主食には
発酵食品を使い、たっぷりの野菜をプラス。
この1品で大満足のワンプレートです。
腸活サブおかずをつけてもOK！

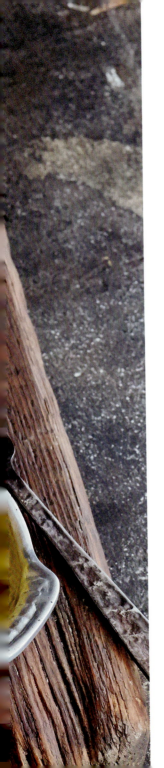

玉ねぎはじっくりいためて甘さを引き出して！
ほたてとアボカドのクリームドリア

材料（2人分）
あたたかいもち麦入りごはん
　…200g
ベビーほたて…8個（約100g）
アボカド…1個
玉ねぎ…1/2個
ピザ用チーズ…60g
小麦粉…大さじ2
オリーブ油…大さじ1 1/2
A ｜ 牛乳…1 1/2カップ
　｜ 顆粒スープ（チキン）
　｜　…小さじ1
　｜ 塩…小さじ1/4

作り方
1 アボカドは縦に切り込みを入れ、種を除いて皮をむき、1.5cm角に切る。玉ねぎは薄切りにする。
2 フライパンにオリーブ油を熱し、玉ねぎを弱火〜中火であめ色になるまでいためる。アボカド、ベビーほたて、小麦粉を加え、粉っぽさがなくなるまでいため、Aを加えて軽くとろみがつくまで3〜5分加熱する。
3 ごはんを加えてまぜ、耐熱の器に移す。チーズをのせ、オーブントースターで表面に焼き色がつくまで8〜12分（オーブンなら180度に予熱して10〜12分）焼く。

腸活POINT

もち麦
白米だけよりも、もち麦をまぜることで食物繊維がアップし、腸活に。食感もいい！　腸活にきくアボカドは、少しかためのものを選んで食感を残すのが◎。

59

鶏肉のうまみがとけ出した和風だしに、すだちそばをからめて
豆乳塩麴の鶏だしで食べる冷たいそば

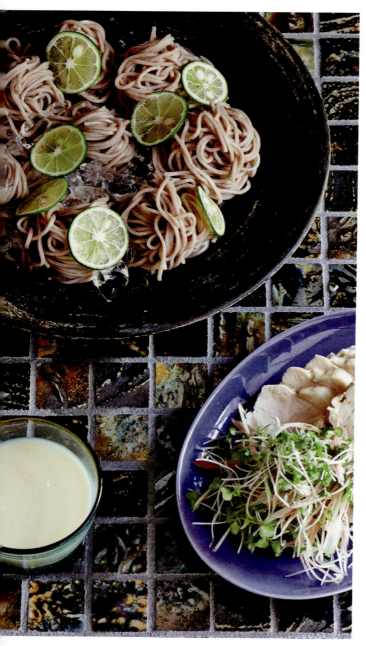

材料(2〜3人分)
そば（乾めん）…2束（200g）
鶏胸肉…小1枚（200g）
みょうが…2〜3本
ブロッコリースプラウト…1袋
すだちの輪切り…1個分
A　だし…1カップ
　　みりん、薄口しょうゆ
　　　…各大さじ2
　　しょうがの薄切り…8枚
B　無調整豆乳…½カップ
　　塩麴…大さじ1
　　オリーブ油…小さじ2

作り方
1 鶏肉は厚い部分があれば切り込みを入れて開く。なべに入れ、Aを加えてひと煮立ちさせ、ふたをしてごく弱火で15分ほど煮る。汁は一度ざるでこし、鶏肉は食べやすい大きさに切る。
2 こした汁にBを加えてまぜ合わせ、冷蔵庫で冷やす。
3 そばを袋の表示どおりにゆで、冷水でしめて水けをきる。
4 器にそばとすだちを盛り、2を添える。別の器に鶏肉、せん切りにしたみょうがと根元を切り落としたスプラウトを合わせたものを盛る。

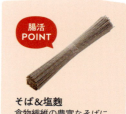

腸活POINT

そば&塩麴
食物繊維の豊富なそばに、腸活食材・塩麴をきかせた鶏だしをたっぷりからめ、腸の健康を保って。

Part 1　発酵食品×オリーブ油【ごはん・めん】

鉄板のペペロンチーノに
しょうゆとしらすで香ばしさをアップ
香ばししょうゆのしらすペペロンチーノ

材料(2人分)
スパゲッティ … 140g
しらす … 20g
しいたけ … 2個
青じそ … 5枚
A｜にんにくの薄切り … 4かけ分
　｜赤とうがらし（種を抜く）… 2本
　｜オリーブ油 … 大さじ2
しょうゆ … 小さじ2
塩、あらびき黒こしょう … 各少々

作り方
1　しいたけは軸を切り落とし、5mm厚さに切る。青じそは1cm大にちぎる。
2　フライパンにAを弱火で熱し、にんにくがきつね色になったら火を止める。
3　スパゲッティを袋の表示より早めにざるに上げ、少しかためにゆでる。ゆで汁は大さじ3とっておく。
4　2を再び加熱して1、しらす、3のスパゲッティとゆで汁、しょうゆを入れ、強火でまぜ合わせ、塩、黒こしょうで味をととのえる。

腸活POINT
にんにく×赤とうがらし
にんにくと赤とうがらしが腸をあたためて働きを活発に。にんにくは焦がすとえぐみが出るので注意。パスタのゆで汁を活用して、おいしさUP！

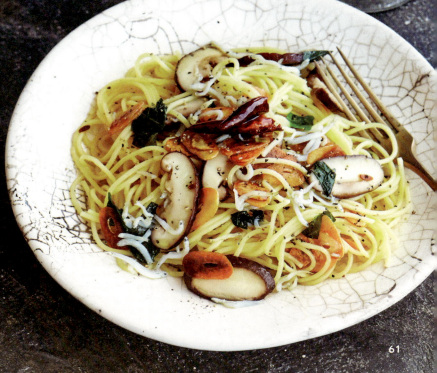

COLUMN
過剰摂取は注意
腸活を妨げる食材

腸の健康にいい食材を知るのと同時に、腸によくない食材も覚えておきましょう。
知らないうちに食べている身近な食べ物もいっぱいありそうです。

食べすぎ注意

脂の多い肉
脂の多い豚バラ肉などは食べすぎると腸の悪玉菌をふやすのでリスクが高い。

牛乳・バター
脂肪分が多いので過剰摂取は危険。

ラーメン
背脂は特にリスクが高いので、背脂たっぷりの豚骨ラーメンは腸に負担をかける。塩ラーメンや煮干し系、あっさり系のほうがベター。

揚げ物
小麦粉などは体に負担をかけるうえ、さらに油で揚げているのでリスクが高い。

激辛の食べ物
ほどよい辛さならOK。激辛の食べ物は腸を傷つける可能性が高い。

塩分
腸はアルカリ性のため、酸性の食べ物（肉食）は腸を傷つけることも。塩分の多い食事は腸内細菌に影響を与え、免疫力低下につながる。

これを選ぼう

米やパンの場合
白いごはんやパンよりも、玄米や雑穀、麦をまぜたごはんや全粒粉のパンを。

砂糖の場合
ケーキやお菓子なども含め、上白糖のとりすぎは避けましょう。料理に使う砂糖も、オリゴ糖か、黒砂糖、きび砂糖、三温糖など茶色い砂糖がおすすめ。

よくかむこと

玄米
玄米は栄養価が高いものの、消化が悪いことも確か。やわらかく炊き、くれぐれもよくかむこと。

しゅんぎくなどのかたい茎
野菜の、かたい茎の部分はたくさん食べると消化できなくなるので、やわらかく煮るかこまかく切るなどしてよくかんで。

Part 2

めざせ! 1日20g! とにかく
食物繊維たっぷりレシピ

自分が1回の食事でどれくらいの食物繊維を摂取できているか、
知っていますか。1日の摂取目標にしたい食物繊維量は20g。
ところが、私たちの食生活はジャンクなものになればなるほど、
食物繊維不足に……。各レシピのアイコンを参考に、
食物繊維量を意識してみましょう。

食物繊維量を
チェック

1人分
食物繊維
10g
198 kcal

【メインのおかず】→ p.68
【サブのおかず】→ p.80
【ごはん・めん】→ p.88

野菜たっぷり
毎日の食物繊維で
腸内の大掃除！

和食に欠かせないみそ、納豆、漬け物といった発酵食品。
これらにオリーブオイルや野菜をたっぷりとる地中海式食生活を
組み合わせるのが、腸を元気にする「地中海和食」です！

元気な腸を持つ人は、腸の運動のリズムができているので、快便です。腸の運動のリズムをつくるには、規則正しい食事が大切で、食事のリズムがととのえば、腸のぜん動運動（腸が拡張と収縮をくり返す動き）や排便のリズムもととのいます。腸のぜん動運動を活発にするのが食物繊維。食物繊維をしっかりとることが腸をきれいにする秘訣なのです。

また、食物繊維には、乳酸菌やビフィズス菌を増殖させる働きがあります。その結果、善玉菌がふえ、悪玉菌を減らし、腸内環境がよくなります。ほかにも、食べすぎを防止したり、血糖値の上昇を抑えてくれるなど、腸によい働きばかりです。

どれくらいの食物繊維がとれているか、意識したことはありますか？

たとえば……
しょうが焼き定食
1.3g

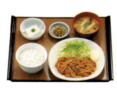

チキンカレー
1.5g

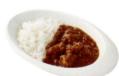

トマトソーススパゲッティ
4.3g

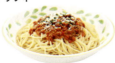

ハンバーガー
1.5g

ところが！
1日に摂取したい食物繊維は20g！

不溶性と水溶性は、2:1で

食物繊維には、不溶性と水溶性の2種類があり、どちらか一方では快便にはなりません。それは、不溶性と水溶性とで働きが異なるからです。

不溶性食物繊維は便の排出を促しますが、とりすぎると便がかたくなり便秘に。不溶性と水溶性を「2:1」の割合でとるのが最適です。

不溶性食物繊維とは

野菜や穀類、いも類、豆類に含まれるセルロースやヘミセルロース、きのこに含まれるキチンなど、水にとけない食物繊維。不溶性食物繊維は、ぜん動運動を活発にし、便のかさをふやすことで便の排出を促します。ただし、とりすぎると、便をかたくし、かえって便秘を引き起こすことも。腸の働きが弱いとき、過敏になっているときには控えめに。

不溶性食物繊維を多く含む食材

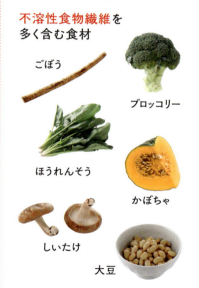

ごぼう / ブロッコリー / ほうれんそう / かぼちゃ / しいたけ / 大豆

水溶性食物繊維とは

キウイやバナナに含まれるペクチン、海藻に多いアルギン酸、こんにゃくに多いグルコマンナン、大麦に含まれるβ-グルカンなど、水にとける食物繊維のこと。腸内の水分を調整するほか、腸内の善玉菌をふやす働きがあるので、かたい便ではなく、ゲル状のやわらかい便をつくります。便秘に効果があります。

水溶性食物繊維を多く含む食材

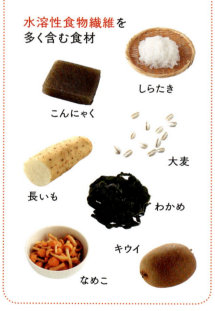

こんにゃく / しらたき / 長いも / 大麦 / わかめ / なめこ / キウイ

2:1

デザートや朝食にフルーツをふやすと水溶性がカンタンにとれる!

食物繊維量がひと目でわかる！
早見リスト

それぞれの食材に食物繊維が
どれくらい含まれているのかがわかると、より効果的に腸活できます。
食物繊維が多い野菜、きのこ、穀類、いも類、豆類を紹介します。

※それぞれ100gあたりの食物繊維量を表記しています。

野菜

根菜や青菜に食物繊維が多く含まれています。加熱するとたくさん食べられるうえ、消化もよくなります。

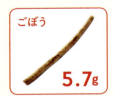
ごぼう 5.7g

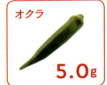
オクラ 5.0g

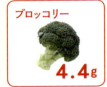
ブロッコリー 4.4g

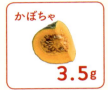
かぼちゃ 3.5g

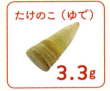
たけのこ（ゆで） 3.3g

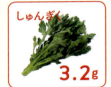
しゅんぎく 3.2g

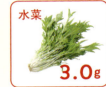
水菜 3.0g

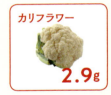
カリフラワー 2.9g

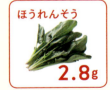
ほうれんそう 2.8g

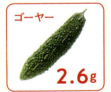
ゴーヤー 2.6g

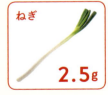
ねぎ 2.5g

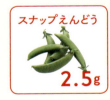
スナップえんどう 2.5g

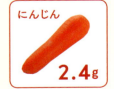
にんじん 2.4g

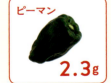
ピーマン 2.3g

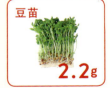
豆苗 2.2g

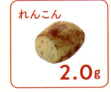
れんこん 2.0g

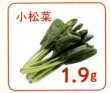
小松菜 1.9g

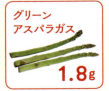
グリーンアスパラガス 1.8g

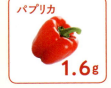
パプリカ 1.6g

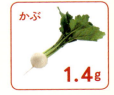
かぶ 1.4g

きのこ

食物繊維が豊富なきのこは、低カロリーなのでダイエット中でも安心。干ししいたけ、きくらげは保存がきき、便利です。

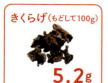
きくらげ（もどして100g）
5.2g

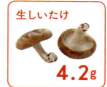
生しいたけ
4.2g

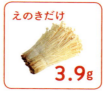
えのきだけ
3.9g

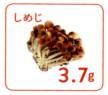
しめじ
3.7g

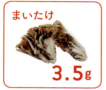
まいたけ
3.5g

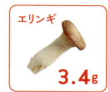
エリンギ
3.4g

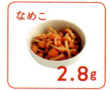
なめこ
2.8g

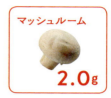
マッシュルーム
2.0g

いも類

いもは、種類によって食物繊維の量が異なります。ここに紹介しているものを選べば、食物繊維をとることができます。

板こんにゃく
3.0g

豆類

野菜やきのこよりも意外に食物繊維が多いのが豆類。水煮やドライパックはすぐに食べられるのでおすすめです。

グリーンピース
7.7g

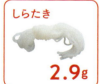
しらたき
2.9g

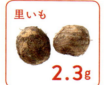
里いも
2.3g

ひよこ豆（ゆで）
11.6g

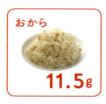
おから
11.5g

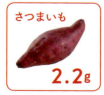
さつまいも
2.2g

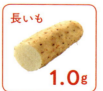
長いも
1.0g

ミックスビーンズ
10.9g

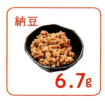
納豆
6.7g

穀類

白米だと食物繊維がとれませんが、もち麦や玄米、雑穀をまぜれば、食物繊維を摂取できます。めん類ならそばが◎。

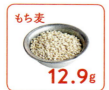
もち麦
12.9g

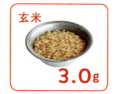
玄米
3.0g

めざせ！食物繊維1日20g!
メインのおかず

肉や魚、とうふ、卵の料理には
食物繊維を多く含む野菜を組み合わせ、
ボリュームアップ！

トマト缶の酸味を生かしたミートソースが
ほっくりかぼちゃとマッチ
かぼちゃとトマトのミートグラタン

材料(2人分)
かぼちゃ … ¼個（250g）
鶏ももひき肉 … 100g
セロリ … ½本（80g）
にんじん … 小½本（60g）
ひよこ豆（水煮）… 50g
ピザ用チーズ … 60g
小麦粉 … 大さじ2½
A｜トマト缶（カット）
　　… ½缶（200g）
　｜牛乳 … 1カップ
　｜顆粒スープ（チキン）
　　… 小さじ2
　｜塩、こしょう … 各少々
パセリのみじん切り … 適量
バター … 20g

作り方
1 かぼちゃは種とわたを除き、皮をピーラーでざっくりむき、2cm角に切る。セロリは筋をとり、あらみじんに切る。にんじんはみじん切りにする。
2 フライパンにバターをとかし、ひき肉を入れてほぐしながら弱火～中火でいためる。肉の色が半分ほど変わったら1、ひよこ豆を加える。3～4分いためて小麦粉を加え、粉っぽさがなくなるまでいためる。
3 Aを加えてひと煮立ちさせ、弱火で2～3分加熱して耐熱の器に移す。チーズをのせ、オーブントースターで表面に焼き色がつくまで8～12分（オーブンなら180度に予熱して10～12分）焼き、パセリを散らす。

食物繊維POINT

かぼちゃ&ひよこ豆
食物繊維が豊富なかぼちゃとひよこ豆を合わせて。ほくほくかぼちゃに食感が楽しいひよこ豆で食べごたえあり。

Part 2　食物繊維たっぷり【メインのおかず】

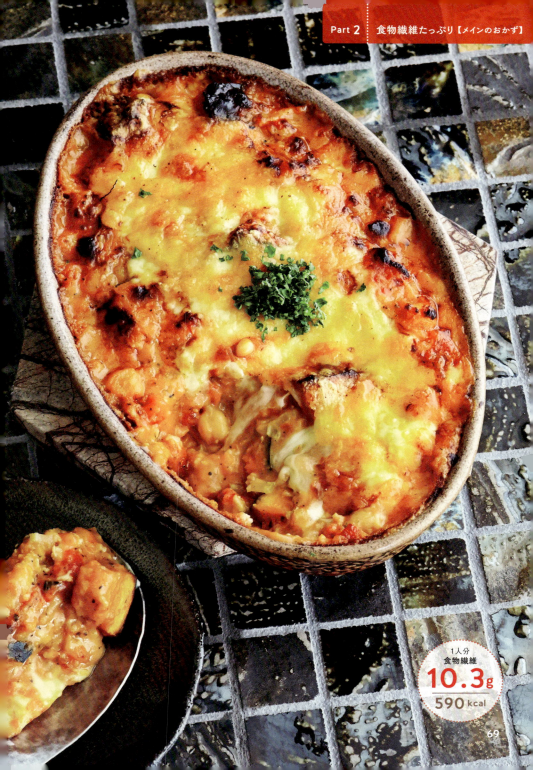

1人分
食物繊維
10.3g
590 kcal

コクとうまみで箸が止まりません
エリンギと牛肉のチャプチェ

材料(2人分)
牛切り落とし肉 … 100g
エリンギ … 1本（50g）
しいたけ … 2個
ピーマン … 2個
パプリカ（赤）… ½個
緑豆はるさめ … 50g
A│オイスターソース
　│　… 大さじ1
　│コチュジャン、酒
　│　… 各小さじ2
ごま油 … 大さじ1
いり白ごま、七味とうがらし
　… 各適量

作り方
1 はるさめは袋の表示どおりにもどし、ざく切りにする。エリンギは縦半分に切り、5mm厚さの斜め切りにする。しいたけは5mm厚さに、ピーマンとパプリカは8mm幅に切る。
2 フライパンにごま油を熱し、牛肉、エリンギ、しいたけ、ピーマン、パプリカを入れ、中火〜強火で2分ほどいためる。
3 はるさめを加え、全体をまぜ合わせたらAを加え、手早くまぜる。器に盛り、ごま、七味とうがらしを振る。

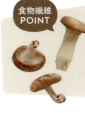

食物繊維POINT

エリンギ、しいたけ
エリンギやしいたけなどのきのこは食物繊維が豊富なうえ、うまみがたっぷり。きのこは数種類を組み合わせるとおいしさがアップ！

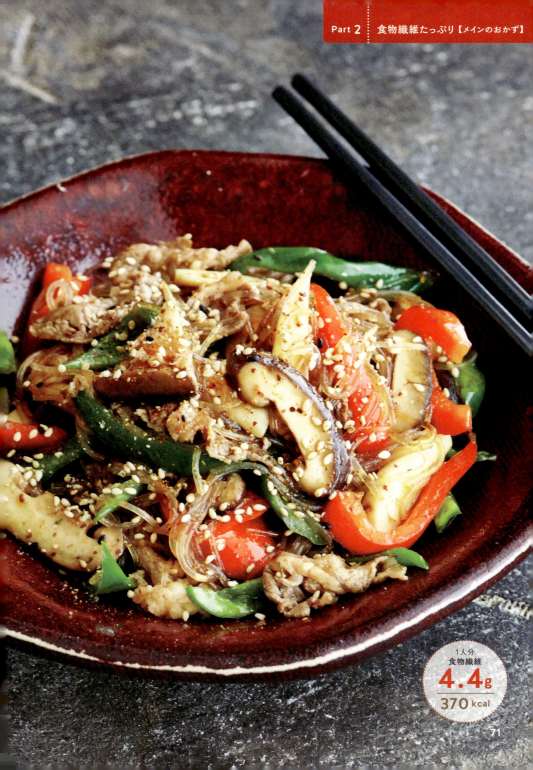

Part 2　食物繊維たっぷり【メインのおかず】

1人分
食物繊維
4.4g
370 kcal

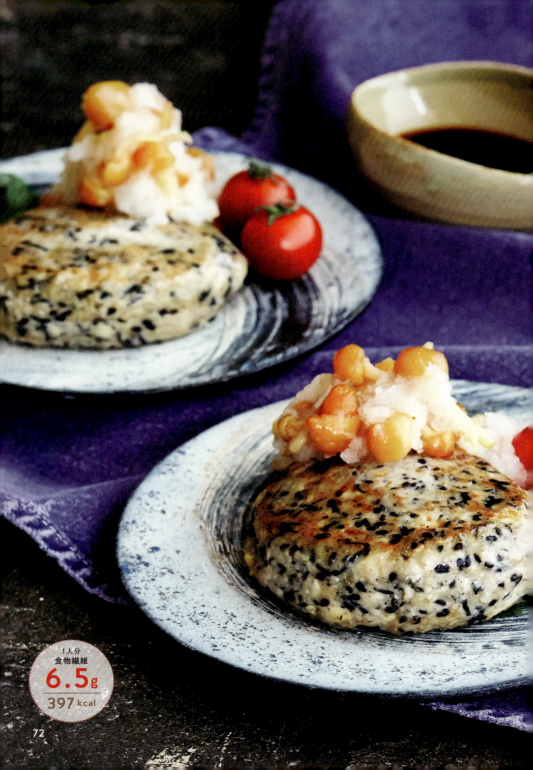

1人分
食物繊維
6.5g
397 kcal

Part 2　食物繊維たっぷり【メインのおかず】

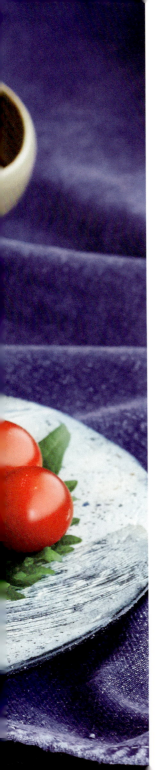

しっとりなめらかな食感がたまらない！
ひじきととうふのハンバーグ なめこおろしがけ

材料(2人分)
鶏胸ひき肉 … 150g
木綿どうふ … ½丁（150g）
ひじき（水煮）… 50g
とき卵 … 1個分
A｜パン粉 … ½カップ
　｜いり黒ごま … 大さじ2
　｜めんつゆ（2倍濃縮）、
　｜　水 … 各大さじ1
サラダ油 … 小さじ2
青じそ … 2枚
ミニトマト … 4個
〈なめこおろし〉
大根 … 15cm（約350g）
なめこ … 50g

作り方
1 とうふは水けをきり、キッチンペーパーで包んで耐熱皿にのせ、ラップをかけて電子レンジで2分ほど加熱する。新しいキッチンペーパーで包み直し、水けをぎゅっとしぼる。ひじきはキッチンペーパーで包んで水をしぼる。
2 大根は皮をむいてすりおろし、水けをしぼる。なめこは沸騰した湯で1分ほどゆでてざるに上げ、大根とまぜ合わせる。
3 ボウルにAを入れ、ふやかす。
4 別のボウルにひき肉、1、とき卵、3を入れ、しっかりこねる。2等分し、キャッチボールをするようにして空気を抜き、3cm厚さの円形にととのえる。
5 フライパンにサラダ油を熱し、4を入れる。中火〜強火で焼き目をつけ、上下を返す。弱火にし、ふたをして7〜8分蒸し焼きにする。青じそを敷いた器に盛り、2をかけ、ミニトマトを添える。好みでポン酢しょうゆをかける。

食物繊維 POINT

ひじき
食物繊維が豊富なひじき。ミネラルやカルシウム、鉄分も多く、ダイエットや美容にも◎。なめこおろしもたっぷりのせてヘルシー！

さば缶を使ってお手軽に！
さば麻婆豆腐

材料(2人分)
絹ごしどうふ … 1丁（300g）
さば水煮缶
　… 1缶（160g／固形量140g）
しめじ … 1パック（120g）
えのきだけ … ½袋（100g）
A｜ねぎのみじん切り … ¼本分
　｜オイスターソース … 大さじ1
　｜豆板醤 … 小さじ2
　｜にんにくのすりおろし、
　｜　しょうがのすりおろし
　｜　… 各小さじ1
　｜粉ざんしょう … 小さじ½
B｜鶏ガラスープ … 1カップ
　｜酒 … 小さじ2
　｜しょうゆ … 小さじ1
塩、こしょう … 各適量
水どきかたくり粉 … 適量
　（水：かたくり粉＝1：1）
ごま油 … 大さじ1
小ねぎの斜め切り … 20g

作り方
1 とうふは水けをきり、2cm角に切る。キッチンペーパーを敷いた耐熱皿にのせ、塩（分量外）を軽く振る。ラップをかけて電子レンジで2分ほど加熱し、水けをきる。
2 しめじはほぐし、えのきは2cm長さに切ってほぐす。
3 フライパンにごま油を熱し、**2**を入れて中火で1～2分いためる。**A**を加え、手早くいためる。
4 **B**を加え、ひと煮立ちさせる。缶汁をきったさば、**1**を加えて弱火～中火で1分ほど煮、塩、こしょうで味をととのえる。水どきかたくり粉を回し入れてとろみをつけ、器に盛る。小ねぎを添え、好みで粉ざんしょうを振る。

食物繊維 POINT

粉ざんしょう
和のスパイス・粉ざんしょうとさば缶で腸を活発に。たっぷりのきのこで食物繊維をとり、ボリュームもアップ！

Part 2 | 食物繊維たっぷり【メインのおかず】

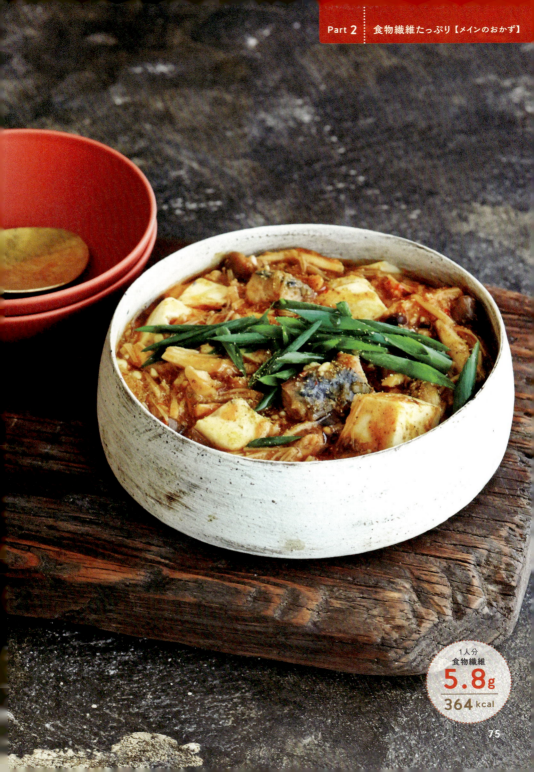

1人分
食物繊維
5.8g
364 kcal

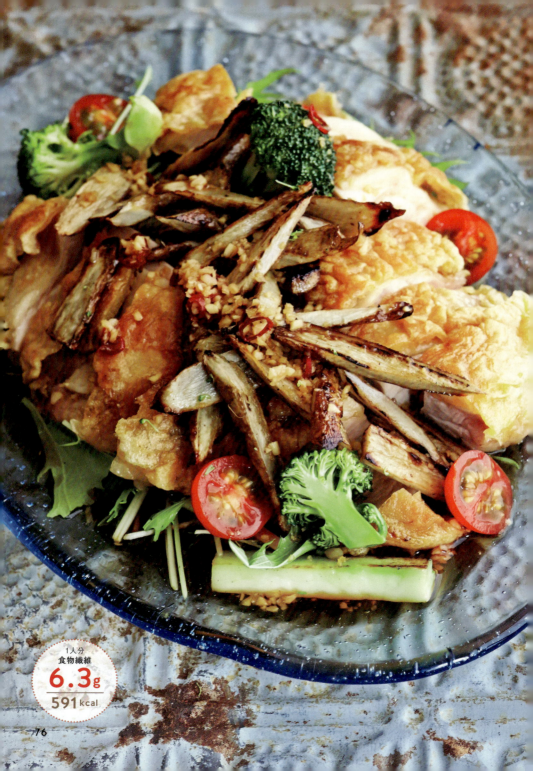

1人分
食物繊維
6.3g
591 kcal

Part 2　食物繊維たっぷり【メインのおかず】

鶏肉の身側にだけ衣をつけ、皮をパリッと仕上げて
サラダ仕立ての油淋鶏（ユーリンチー）

材料（2人分）
鶏もも肉 … 1枚（250g）
ブロッコリー … 100g
ごぼう … ½本（100g）
ミニトマト（縦半分に切る）
　… 4個
水菜 … 40g
塩、こしょう、かたくり粉
　… 各適量
A｜しょうゆ … 大さじ2½
　｜酢、砂糖 … 各大さじ2
　｜しょうがのみじん切り
　｜　… 15g
　｜赤とうがらしの小口切り
　｜　… 2本
　｜にんにくのすりおろし
　｜　… 小さじ¼
B｜とき卵 … 1個分
　｜かたくり粉 … 大さじ3
オリーブ油 … 大さじ2

作り方
1 ブロッコリーは小房に分けてさっとゆでる。ごぼうは細めの乱切りにし、10分ほど水にさらしてざるに上げる。水菜は5cm長さに切る。
2 耐熱ボウルにAのしょうゆ、酢を入れ、電子レンジで20〜30秒加熱し、残りのAを加えてまぜる。
3 鶏肉は火が通りやすいように身の厚い部分に切り込みを入れ、塩、こしょうを振り、かたくり粉をまぶす。別のボウルにBをまぜ、鶏肉の身側（皮の逆）につける。
4 フライパンにオリーブ油を熱し、鶏肉を身側を下にして入れる。ときどきスプーンで油をすくって皮にかけながら中火で2〜3分揚げ焼きにする。返して同様に2〜3分揚げ焼きにし、油をきってとり出し、食べやすい厚さに切る。
5 フライパンにごぼう、ブロッコリーを入れ、中火〜強火で焼き色がつくまでいためる。余分な油をキッチンペーパーで除き、2に加えてまぜる。
6 器に水菜を敷き、4、5、ミニトマトを盛り合わせ、残ったAを回しかける。

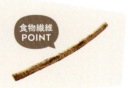

ごぼう
甘辛だれをきかせた油淋鶏に食物繊維が豊富なブロッコリー、ごぼう、水菜をたっぷりと。刻んだパクチーをたれにまぜても◎。

食物繊維POINT

ツナがつなぎがわりに
れんこんまんじゅう わさびソース

材料(2人分)
れんこん … 小2節（300g）
ほうれんそう … 150g
しめじ … 1/2パック（60g）
ツナ水煮缶 … 1缶（70g）
- A
  - かたくり粉 … 小さじ2
  - 塩、こしょう … 各少々
- B
  - うずらの卵（水煮）… 6個
  - 水 … 1 1/2カップ
  - めんつゆ（2倍濃縮）… 大さじ4

わさび … 小さじ2
水どきかたくり粉 … 適量
　（水：かたくり粉＝1：1）
しらがねぎ … 1/4本分

作り方
1. れんこんは2/3量をみじん切りにし、残りをすりおろす。耐熱皿にすりおろしたれんこんを入れ、ラップをかけて電子レンジで2分ほど加熱する。あたたかいうちにボウルに入れ、みじん切りにしたれんこん、缶汁をきったツナ、Aを加えてまぜ、直径3〜4cm大に丸める。
2. ほうれんそうは塩ゆでして冷水にとり、水けをきって4〜5cm長さに切る。しめじはほぐす。
3. なべにBを入れてひと煮立ちさせ、しめじ、1を加えてふたをする。弱火で6〜8分煮、れんこんまんじゅうは器に盛る。
4. わさびを加えてとかし、水どきかたくり粉を回し入れてとろみをつける。れんこんにかけて、ほうれんそう、しらがねぎを添える。

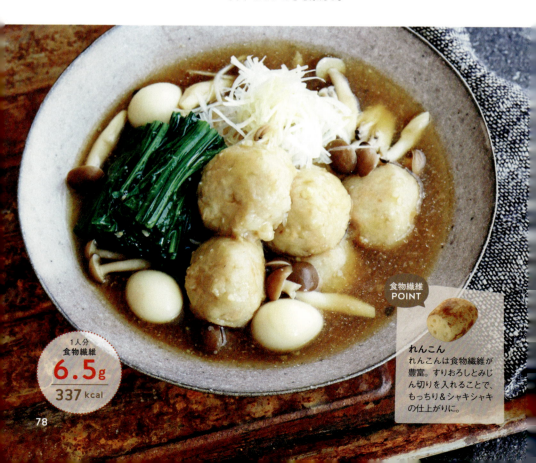

1人分 食物繊維 **6.5g** 337 kcal

食物繊維POINT
れんこん
れんこんは食物繊維が豊富。すりおろしとみじん切りを入れることで、もっちり＆シャキシャキの仕上がりに。

Part 2 食物繊維たっぷり【メインのおかず】

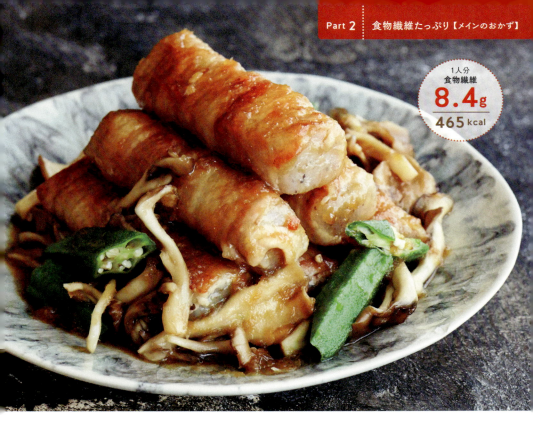

1人分
食物繊維
8.4g
465 kcal

ジューシーな肉をかんでいるような新食感がクセになる
豚巻きこんにゃくステーキ

材料(2人分)
こんにゃく … 300g
豚バラ薄切り肉 … 150〜200g
まいたけ … 1パック（120g）
オクラ … 4本
かたくり粉 … 適量
A｜玉ねぎのすりおろし … 1/4個分
　｜しょうがのすりおろし
　｜　… 小さじ1/2
　｜しょうゆ … 大さじ3
　｜みりん、水 … 各大さじ2
　｜はちみつ … 小さじ2
ごま油 … 小さじ2

作り方
1 こんにゃくは1分ほどゆで、冷水にとる。キッチンペーパーで水けをふきとり、6等分の棒状に切る。
2 まいたけは軽くほぐし、オクラはがくを切り落として乱切りにする。
3 1に豚肉を巻き、全体にかたくり粉をまぶす。
4 フライパンにごま油を熱し、3、2を入れて中火で焼く。肉に焼き色がついたら、まぜ合わせたAを加え、1〜2分煮からめる。

食物繊維 POINT

こんにゃく
ヘルシーなのに腹もちがよく、食物繊維もとれるこんにゃくを活用したボリュームおかず。こんにゃくは淡泊な味なので、たれは少し濃いめの味つけに。

サブのおかず

食物繊維を毎日しっかりとるためには、大切なサブおかず。食物繊維を多く含む野菜やきのこを使いましょう。

1人分
食物繊維
2.1g
284 kcal

明太子をきかせた和テイストの味つけ
明太キャロットラペ

材料(2人分)
にんじん … 小2本（300g）
塩 … 少々
A│からし明太子(薄皮を除く)
　│　… 1腹（40g）
　│マヨネーズ … 大さじ4
　│オリーブ油 … 大さじ1
　│酢 … 小さじ2
　│みそ … 小さじ1

作り方
1 にんじんはせん切りにする。塩を振って10分ほどおき、キッチンペーパーで余分な水けを除く。
2 ボウルにAを入れてまぜ、1を加えてあえる。

食物繊維 POINT

にんじん
食物繊維やβ-カロテンなど、さまざまな栄養が豊富なにんじん。好みでレーズンを加えると、さらに食物繊維量がアップ！

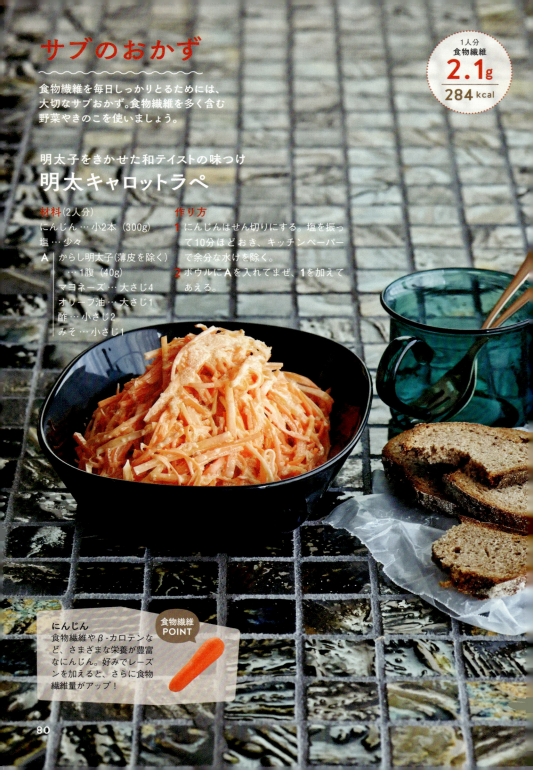

Part 2　食物繊維たっぷり【サブのおかず】

きのこのβ-グルカンで腸を健康に！
きのことたこのセビーチェ

材料(2人分)
水だこ（またはゆでだこ）
　…80〜100g
しめじ … ½パック（100g）
まいたけ … ½パック（100g）
えのきだけ … ½袋（100g）
赤玉ねぎ … ½個
ミニトマト（黄）の輪切り
　…4個分
A｜オリーブ油 … 大さじ2
　｜しょうゆ … 小さじ2
　｜みりん、わさび、
　｜　バルサミコ酢 … 各小さじ1
　｜塩、あらびき黒こしょう
　｜　… 各少々
塩、あらびき黒こしょう、
　パプリカパウダー
　… 各適量
オリーブ油 … 大さじ1

作り方
1　たこは薄切りにする。しめじ、まいたけはほぐす。えのきは2cm長さに切ってほぐす。赤玉ねぎは2〜3mm厚さの輪切りにし、水にさらす。
2　フライパンにオリーブ油を熱し、きのこを入れて塩、黒こしょうを振り、中火〜強火で3分ほどいためる。皿に移し、冷ます。
3　ボウルにAをまぜ合わせ、2、たこ、ミニトマトを加えてあえる。
4　器に水けをきった赤玉ねぎを敷き、3を盛り、パプリカパウダーを振る。

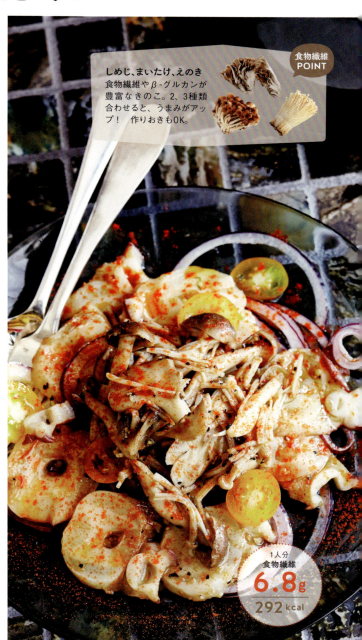

食物繊維POINT
しめじ、まいたけ、えのき
食物繊維やβ-グルカンが豊富なきのこ。2、3種類合わせると、うまみがアップ！　作りおきもOK。

1人分
食物繊維
6.8g
292kcal

81

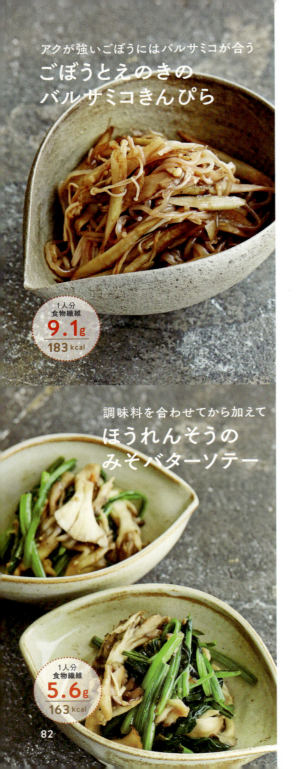

アクが強いごぼうにはバルサミコが合う
ごぼうとえのきの バルサミコきんぴら

1人分 食物繊維
9.1g
183kcal

材料(2人分)
ごぼう … 1本（200g）
えのきだけ … ½袋（100g）
しらたき … 100g
A | しょうゆ、赤ワイン … 各大さじ2
　 | 砂糖、バルサミコ酢 … 各大さじ1
オリーブ油 … 大さじ1

作り方
1 ごぼうは細めの乱切りにし、10分ほど水にさらし、ざるに上げる。えのきは3〜4cm長さに切ってほぐす。しらたきはさっとゆでて冷水にとり、水けをきってざく切りにする。
2 フライパンにオリーブ油を熱してごぼうを入れ、中火で2〜3分いためる。えのき、しらたきを加えて全体をまぜる。まぜ合わせたAを加え、2〜3分いためる。

食物繊維POINT　しらたき
しらたきとえのきで食物繊維がたっぷり。赤ワインとバルサミコ酢で仕上げた洋風きんぴら。

調味料を合わせてから加えて
ほうれんそうの みそバターソテー

1人分 食物繊維
5.6g
163kcal

材料(2人分)
ほうれんそう … 200g
まいたけ … 1パック（120g）
A | みそ、みりん … 各大さじ1½
　 | こしょう … 少々
バター … 20g

作り方
1 ほうれんそうはざく切りにし、まいたけは軽くほぐす。
2 フライパンにバターをとかし、1を入れて中火〜強火でしんなりするまで2〜3分いためる。まぜ合わせたAを加え、いためる。

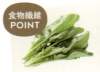

食物繊維POINT　ほうれんそう
栄養満点のほうれんそうに食物繊維が豊富なきのこを合わせ、鉄板のみそバター味で。

Part 2 食物繊維たっぷり【サブのおかず】

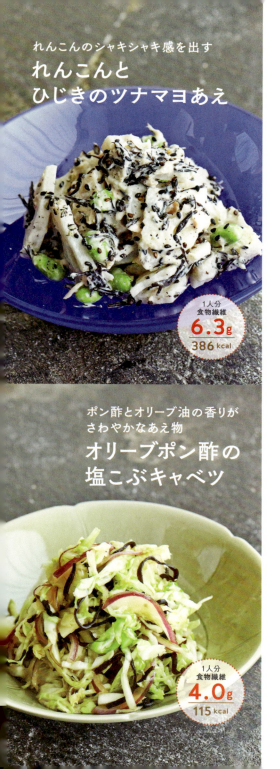

れんこんのシャキシャキ感を出す
れんこんとひじきのツナマヨあえ

1人分 食物繊維 **6.3g** / 386 kcal

材料(2人分)
- れんこん … 大1節（300g）
- ひじき（水煮）… 100g
- 枝豆（冷凍）… 30g（正味）
- ツナ油づけ缶 … 1缶（70g）
- A │ マヨネーズ … 大さじ3
    │ いり黒ごま … 大さじ1
    │ 酢 … 小さじ2
    │ ねりがらし … 小さじ1

作り方
1. 枝豆は解凍してさやから出す。れんこんは3〜5mm厚さのいちょう切りにする。酢適量（分量外）を入れた湯で1分ほどゆで、冷水にとる。ざるに上げ、キッチンペーパーで包んで水けをきる。ひじきはキッチンペーパーで包んで水けをしぼる。
2. ボウルに1、油をきったツナ、Aを入れてまぜ合わせる。

食物繊維POINT れんこん&ひじき
食物繊維たっぷりの副菜。ツナ、ひじきはしっかりしぼると、保存性が高まる。

ポン酢とオリーブ油の香りがさわやかなあえ物
オリーブポン酢の塩こぶキャベツ

1人分 食物繊維 **4.0g** / 115 kcal

材料(2人分)
- キャベツ … ¼個（250g）
- 赤玉ねぎ … ¼個
- 塩こぶ … 20g
- A │ ポン酢しょうゆ … 大さじ2
    │ オリーブ油 … 大さじ1

作り方
1. キャベツはせん切りにし、赤玉ねぎは薄切りにする。
2. ボウルに1、塩こぶを入れてまぜ、15〜20分おく。キッチンペーパーで包んで水けをしぼり、Aを加えてあえる。

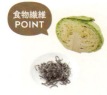

食物繊維POINT キャベツ、塩こぶ
キャベツ、玉ねぎで食物繊維を。キャベツの余分な水分を出してから調味料と合わせるから、味がしっかり。

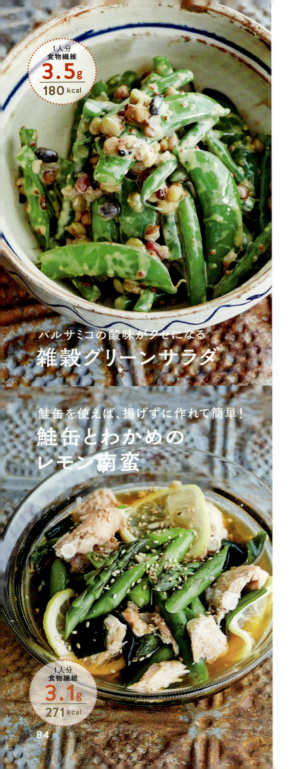

1人分 食物繊維 **3.5g** 180kcal

バルサミコの酸味がクセになる
雑穀グリーンサラダ

材料(2人分)
雑穀ミックス（ドライパック）… 40g
スナップえんどう … 100g
さやいんげん … 100g
A｜オリーブ油、マヨネーズ … 各大さじ1
　｜粒マスタード … 小さじ2
　｜バルサミコ酢 … 小さじ1

作り方
1 スナップえんどうはへたと筋をとり、いんげんは半分に切って、ともに1分ほど塩ゆでにする。冷水にとり、ざるに上げて水けをきる。
2 ボウルにAを入れてまぜ、1、雑穀ミックスを加えてあえる。

食物繊維POINT
雑穀ミックス
雑穀と豆を組み合わせた雑穀ミックスで食物繊維を。もち麦やキヌアなど好みの雑穀を使っても。

鮭缶を使えば、揚げずに作れて簡単！
鮭缶とわかめのレモン南蛮

材料(2人分)
鮭水煮缶 … 1缶（180g／固形量150g）
カットわかめ … 8g
グリーンアスパラガス … 6本
いり白ごま … 少々
A｜レモン（輪切りにしてしぼる）… ½個
　｜水 … ½カップ
　｜しょうゆ、みりん、白ワインビネガー
　　　… 各大さじ2
　｜砂糖 … 大さじ1½
　｜しょうがのすりおろし … 小さじ1

作り方
1 わかめは水でもどし、ざるに上げて水けをきる。アスパラガスは軸のかたい部分を切り落とし、大きいはかまはピーラーでむき、乱切りにする。1分ほど塩ゆでにして冷水にとり、ざるに上げて水けをきる。
2 ボウルにAを入れてまぜ、缶汁をきって軽くほぐした鮭、1を加えてあえる。器に盛り、ごまを振る。好みで冷蔵庫で冷やしても。

1人分 食物繊維 **3.1g** 271kcal

食物繊維POINT
わかめ
わかめとアスパラガスで食物繊維を！ 鮭にレモンを合わせると、華やかでさっぱりとした味つけに。

Part 2　食物繊維たっぷり【サブのおかず】

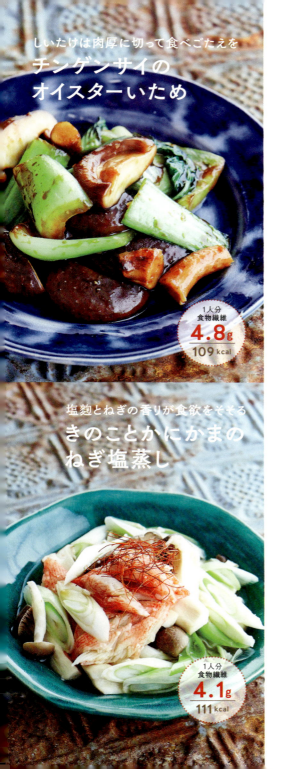

しいたけは肉厚に切って食べごたえを
チンゲンサイの
オイスターいため

1人分
食物繊維
4.8g
109 kcal

材料(2人分)
チンゲンサイ … 250g
しいたけ … 6個
A｜オイスターソース、酒 … 各大さじ1½
　｜にんにくのすりおろし … 小さじ½
ごま油 … 大さじ1

作り方
1　チンゲンサイはざく切りにし、葉と茎に分ける。しいたけは軸を切り落とし、半分に切る。
2　フライパンにごま油を熱し、チンゲンサイの茎を入れ、中火で2～3分いためる。葉の部分、しいたけを加え、2～3分いため、まぜ合わせたAを加えていため合わせる。

食物繊維 POINT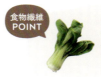
チンゲンサイ
チンゲンサイとしいたけを合わせ、食物繊維たっぷり。かみごたえもあり、満腹感もアップ。

塩麹とねぎの香りが食欲をそそる
きのことかにかまの
ねぎ塩蒸し

1人分
食物繊維
4.1g
111 kcal

材料(2人分)
エリンギ … 2本（100g）
しめじ … ½パック（60g）
かに風味かまぼこ … 60g
ねぎ … 1本（100g）
A｜酒 … 大さじ2
　｜塩麹 … 大さじ1
　｜ごま油、しょうゆ
　｜　… 各小さじ1
糸とうがらし … 適量

作り方
1　エリンギは乱切りにし、しめじはほぐす。ねぎは1cm厚さの斜め切りにする。
2　耐熱皿にかにかま、1をバランスよくのせ、まぜ合わせたAをかける。ラップをかけて電子レンジで3分30秒加熱する。器に盛り、糸とうがらしを添える。

食物繊維 POINT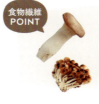
エリンギ、しめじ
エリンギ、しめじ、ねぎが食物繊維源。腸活に効果がある発酵調味料の塩麹を合わせて、腸を元気に！

85

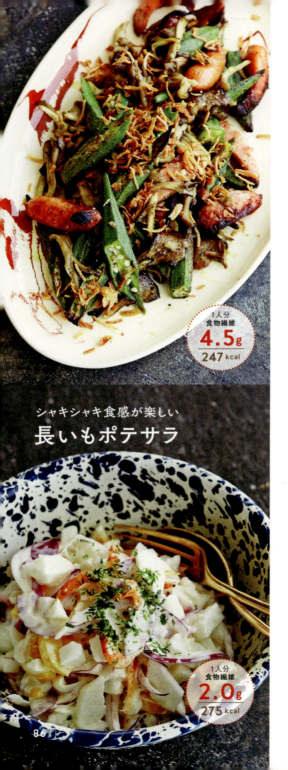

1人分 食物繊維 **4.5g** 247 kcal

1人分 食物繊維 **2.0g** 275 kcal

カレー粉のスパイシーさで箸がすすむ
オクラのグリルサラダ

材料(2人分)
オクラ … 10本
ウインナソーセージ … 4本
まいたけ … 1パック（120g）
A｜オリーブ油 … 大さじ1
　｜カレー粉、にんにくのすりおろし … 各小さじ½
　｜塩、あらびき黒こしょう … 各小さじ¼
フライドオニオン … 適量

作り方
1 オクラはがくを切り落として乱切りにする。ソーセージは乱切りにし、まいたけはほぐす。
2 ボウルにAを入れてまぜ、1を加えてあえる。オーブントースターのトレーにクッキングシートを敷いてのせ、焼き色がつくまで7～10分焼く。器に盛り、フライドオニオンを散らす。

食物繊維 POINT
オクラ
オクラときのこで食物繊維をしっかり摂取。きのこは、まいたけのように水分が少ないものがおすすめ。

シャキシャキ食感が楽しい
長いもポテサラ

材料(2人分)
長いも … 200g
パプリカ（黄）… ½個
赤玉ねぎ … ¼個
桜えび（乾燥）… 5g
A｜マヨネーズ … 大さじ4
　｜ねりがらし、しょうゆ … 各小さじ1
青のり … 少々

作り方
1 長いもは1cm角に切る。パプリカは5mm幅に切る。赤玉ねぎは薄切りにして水にさらし、キッチンペーパーで包んで水けをしぼる。
2 ボウルにAを入れてまぜ、桜えびと1を加えてあえる。器に盛り、青のりを散らす。

食物繊維 POINT
長いも
長いも、パプリカ、赤玉ねぎが食物繊維源。からしマヨで味つけしているから、さっぱり。桜えびをハムやいためたベーコンにかえても。

Part 2　食物繊維たっぷり【サブのおかず】

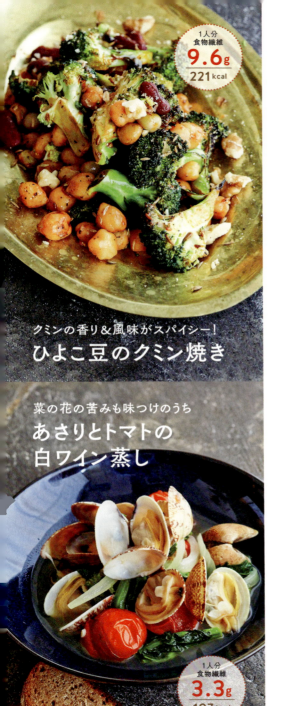

1人分
食物繊維
9.6g
221kcal

クミンの香り&風味がスパイシー！
ひよこ豆のクミン焼き

菜の花の苦みも味つけのうち
あさりとトマトの白ワイン蒸し

1人分
食物繊維
3.3g
107kcal

材料(2人分)
ブロッコリー … 150g
くるみ（あらく砕く）… 10g
A｜ひよこ豆（水煮）… 50g
　｜ミックスビーンズ（ドライパック）… 50g
　｜トマトケチャップ … 大さじ2
　｜オリーブ油 … 大さじ1
　｜クミンシード … 小さじ1
　｜塩、あらびき黒こしょう … 各少々

作り方
1. ブロッコリーは小房に分ける。
2. ボウルに**A**を入れてまぜ、**1**を加えてあえる。オーブントースターのトレーにクッキングシートを敷いてのせ、焼き色がつくまで7～10分焼く。器に盛り、くるみを散らす。

食物繊維POINT
ひよこ豆
ひよこ豆は食物繊維が豊富なうえ、ほくほく感があるので満腹感も得られる。クミンシードがなければクミンパウダーでもOK。

材料(2人分)
あさり（殻つき・砂出しする）… 250g
菜の花 … 100g
ミニトマト … 8個
A｜にんにくの薄切り … 2かけ分
　｜白ワイン … 大さじ4
　｜オリーブ油、しょうゆ … 各小さじ1
　｜塩 … 少々

作り方
1. 菜の花は3～4cm長さに切る。
2. なべに**1**、ミニトマト、あさりを順に入れ、**A**を加えてひと煮立ちさせる。ふたをしてあさりの口があくまで弱火～中火で4～6分煮る。

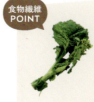

食物繊維POINT
菜の花
食物繊維豊富な菜の花に、腸活調味料の白ワインビネガーを合わせて。定番の酒蒸しも白ワインで香り高い仕上げに。菜の花のかわりにアスパラガスやいんげんを使っても。

87

ごはん・めん

食物繊維を多く含む野菜やきのこを
合わせてカサ増し。たんぱく質源の
肉や魚介、卵も入れれば
栄養満点のワンプレートに。

1人分
食物繊維
7.7g
336 kcal

ザーサイやコーンの食感が楽しい簡単まぜごはん
ザーサイ・コーン・しいたけの まぜごはん

材料(2人分)
あたたかい玄米入りごはん
　…茶わん2杯分（約300g）
しいたけ…4個
ザーサイ…60g
コーン缶（ホール）…60g
青じそ…5枚
いり白ごま…大さじ2
A ┃ しょうゆ、みりん…各小さじ1
　　┃ 塩…少々

作り方
1 しいたけは軸を落としてあらみじんに切り、耐熱皿に入れる。Aを回しかけ、ラップをかけて電子レンジで1分30秒ほど加熱する。
2 ザーサイはあらみじんに切る。青じそは1cm大にちぎり、コーンは缶汁をきる。
3 ボウルにごはん、1、2、ごまを入れてまぜ合わせる。

食物繊維
POINT

玄米入りごはん
食物繊維をアップさせる味方は、玄米や発芽玄米、もち麦、雑穀。消化が悪く大腸に詰まりやすいのでよくかんで。

Part 2 食物繊維たっぷり【ごはん・めん】

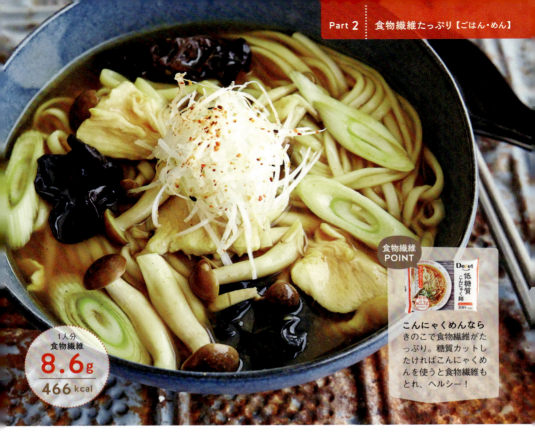

1人分 食物繊維
8.6g
466 kcal

食物繊維 POINT
こんにゃくめんなら きのこで食物繊維がたっぷり。糖質カットしたければこんにゃくめんを使うと食物繊維もとれ、ヘルシー！

汁にとろみをつけて、うどんとのからみをよく！
カレーヌードル

材料(2人分)
うどん（乾めん）…160g
鶏胸肉…100g
しめじ…1パック（120g）
きくらげ（乾燥）…8g
ねぎ…1本
A │ 水…3½カップ
  │ めんつゆ（2倍濃縮）…¾カップ
  │ カレー粉…小さじ2
  │ しょうがのすりおろし…小さじ1
  │ 塩、こしょう…各少々
水どきかたくり粉…適量
　（水：かたくり粉＝1：1）
七味とうがらし…適量

作り方
1 うどんは袋の表示よりも早めにざるに上げ、少しかためにゆでる。
2 きくらげは水でもどし、食べやすい大きさに切る。しめじはほぐす。ねぎは白い部分はせん切りにして水にさらし、残りの部分は5mm厚さの斜め切りにする。鶏肉は1cm厚さのそぎ切りにする。
3 なべにAを入れ、ひと煮立ちさせる。鶏肉を加え、弱火で5〜6分煮る。きくらげ、しめじ、斜め切りにしたねぎを加え、2〜3分煮る。
4 水どきかたくり粉を回し入れてとろみをつけ、うどんを加え、弱火で1〜2分煮る。器に盛り、せん切りねぎの水けをきって添え、七味とうがらしを振る。

89

腸活食材のアボカド＆ヨーグルトを組み合わせて
アボカドとショートパスタのサラダ

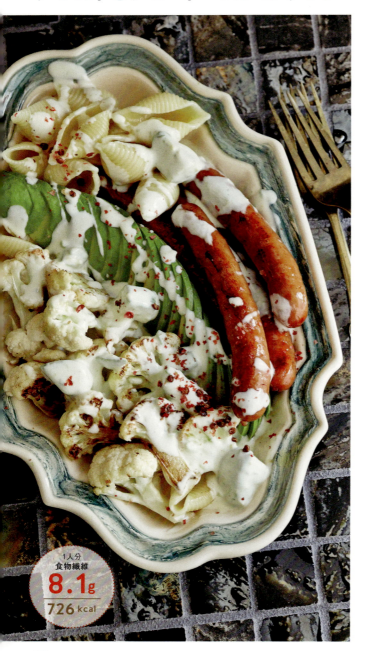

1人分
食物繊維
8.1g
726 kcal

材料(2人分)
ショートパスタ … 120g
アボカド … 1個
ウインナソーセージ … 4本
カリフラワー … 150g
レモン汁 … 適量
A｜プレーンヨーグルト … 60g
　｜マヨネーズ … 大さじ2
　｜オリーブ油 … 大さじ1
　｜レモン汁 … 小さじ½
　｜にんにくのすりおろし
　｜　… 小さじ¼
　｜塩 … 少々
オリーブ油 … 適量
ピンクペッパー（あらく砕く）
　… 適量

作り方
1 アボカドは皮と種を除き、半分は1cmの角切りにし、**A**とまぜてソースを作る。残り半分は2〜3mm厚さの斜め切りにし、レモン汁をかける。
2 パスタは袋の表示より早めにざるに上げ、少しかためにゆで、オリーブ油適量であえる。カリフラワーは小房に分ける。
3 フライパンにオリーブ油小さじ2を中火で熱し、ソーセージ、カリフラワーを入れ、全体に焼き色がつくまで焼く。
4 器にアボカド、パスタ、**3**を盛り、ソースをかけてピンクペッパーを散らす。

食物繊維 POINT
カリフラワー
腸活に効果的なヨーグルトとアボカド、食物繊維の豊富なカリフラワーをメインに。カリフラワーのかわりにブロッコリーでも。

Part 2　食物繊維たっぷり【ごはん・めん】

ひじきの食物繊維＆アンチョビーの発酵パワー
ひじきとドライトマトのパエリア

材料（2〜3人分）
米 … 360mℓ（2合）
えび … 8尾
ベビーほたて … 8〜10個
ひじき（水煮）… 90g
ドライトマト … 30g
A｜にんにくのみじん切り
　　… 2かけ分（20g）
　　アンチョビーの
　　みじん切り … 20g
　　玉ねぎのみじん切り
　　… 1/4個分
白ワイン … 大さじ2
B｜だし … 1 1/2カップ
　　しょうゆ、みりん、酒
　　… 各大さじ2
　　塩 … 小さじ1/4
オリーブ油 … 大さじ3
ドライパセリ、パプリカパウダー
　… 各適量
レモンのくし形切り … 1/2個分

作り方
1. えびは背わたをとり、ひじきはキッチンペーパーで水けを除く。ドライトマトは水でもどし、水けを除く。
2. なべにオリーブ油を熱し、米、えび、ほたて、Aを入れ、全体をなじませる。ワインを加え、米が少し透明になるまで弱火〜中火で2分ほどいためる。
3. Bを加え、軽くまぜ合わせる。ドライトマト、ひじきを加えてならし、えびとほたてをいくつか表面に出す。
4. ひと煮立ちしたら、ふたをして弱火で10〜12分加熱し、火を止めて15分ほど蒸らす。ドライパセリ、パプリカパウダーを振り、レモンを添える。

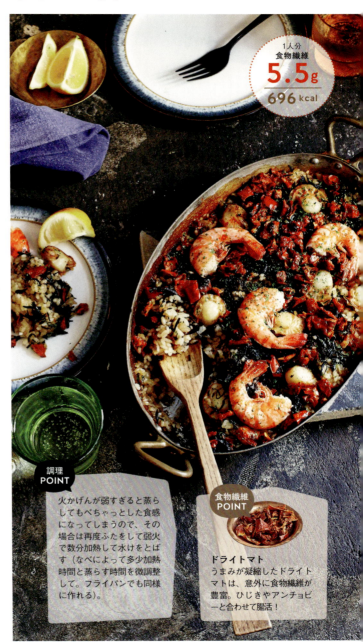

1人分
食物繊維
5.5g
696 kcal

調理POINT
火かげんが弱すぎると蒸らしてもべちゃっとした食感になってしまうので、その場合は再度ふたをして弱火で数分加熱して水けをとばす（なべによって多少加熱時間と蒸らす時間を微調整して。フライパンでも同様に作れる）。

食物繊維POINT
ドライトマト
うまみが凝縮したドライトマトは、意外に食物繊維が豊富。ひじきやアンチョビーと合わせて腸活！

COLUMN
糖質量早見リスト

※特に表記のないものは、100gあたりの含有量

肉類	糖質(g)
牛肉・もも	0.4
豚肉・もも	0.2
鶏肉・胸(皮つき)	0.1
鶏肉・もも(皮つき)	0
牛・ひき肉	0.3
豚・ひき肉	0
鶏・ひき肉	0
ラム肉・ロース	0.2
ウインナソーセージ	3.0
生ハム	0
ベーコン	0.3

魚類	糖質(g)
あじ・1尾180g	0.1
さんま・1尾150g	0.1
鮭	0.1
まぐろ・赤身	0.1
めかじき	0.1
かつお(春どり)	0.1
かつお(秋どり)	0.2
えび	0.3
するめいか	0.1
まだこ・ゆで	0.1
あさり250g	0.4
カキ・1個70g	1.2

卵	糖質(g)
鶏卵・全卵 1個	0.2

大豆製品	糖質(g)
木綿どうふ	1.2
絹ごしどうふ	1.7
無調整豆乳 100ml	3.0
厚揚げ	0.2
油揚げ	0
納豆 1パック	2.7

乳製品	糖質(g)
プレーンヨーグルト100ml	5.1
プロセスチーズ	1.3
加塩バター	0.2
生クリーム	3.1
牛乳 100ml	5.0

野菜・きのこ	糖質(g)
ほうれんそう	0.3
小松菜	0.5
もやし	1.3
にら	1.3
オクラ	1.6
きゅうり	1.9
根深ねぎ	5.8
玉ねぎ	7.2
にんにく	21.3
たけのこ	2.2
青ピーマン	2.8
大根	2.7
白菜	1.9
ブロッコリー	0.8
カリフラワー	2.3
なす	2.9
水菜	1.8
にんじん	6.5
トマト	3.7
ミニトマト	5.8
さやいんげん	2.7
スナップえんどう	7.4
キャベツ	3.4
グリーンアスパラガス	2.1
アボカド	0.9
生しいたけ	1.5
まいたけ	0.9
エリンギ	2.6
えのきだけ	3.7
しめじ	1.3
マッシュルーム	0.1

飲料 100ml	糖質(g)
ビール	3.1
赤ワイン	1.5
白ワイン	2.0
ロゼワイン	4.0
焼酎	0
清酒・純米酒	3.6
清酒・普通酒	4.9
梅酒	21.3
紹興酒	5.1
ウオッカ	0
ウイスキー	0
ラム	0.1
コーヒー	0.7
紅茶	0.1
スポーツドリンク	5.1
オレンジジュース(100%)	11.2

調味料 (すべて大さじ1あたり)	糖質(g)
精製塩	0
濃い口しょうゆ	1.8
オリーブ油	0
調合油	0
ごま油	0
マヨネーズ(全卵型)	0.4
マヨネーズ(卵黄型)	0.1
こしょう	4.0
米酢	1.1
米みそ・淡色辛みそ	3.1
上白糖	8.9
トマトケチャップ	4.7
ウスターソース	4.8
中濃ソース	6.3
めんつゆ(3倍濃縮)	4.2
めんつゆ(ストレート)	1.6
みりん・本みりん	7.8
焼き肉のたれ	5.9

その他	糖質(g)
こんにゃく・しらたき	0.1

Part 3
糖質オフ×腸活!!
本気のやせプログラム

やせる、成果がすぐ出る、と話題の糖質制限。
なんといっても肉や魚をたっぷり食べられるのが魅力です!
しかし、トータルの糖質だけを気にしてたんぱく質を
過剰摂取することで問題になるのが、便秘や肌あれ。
腸には大きな負担がかかることに。
超低糖質で食物繊維もカバーできる、
いいことずくめのレシピをご紹介します。

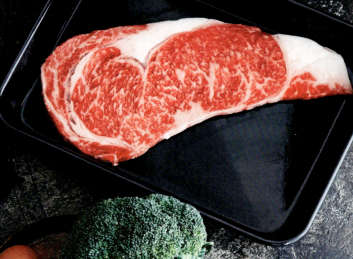

食物繊維量を
チェック

1人分
食物繊維
10g

糖質
0.2g

198 kcal

1食の糖質量
20g以下を
心がけて

【5daysワンプレート】→ p.98
【作りおき】→ p.104
【なべ・具だくさんスープ】→ p.110

糖質オフダイエット＋腸活
で、本気のキレイやせ!!

やせた！つづけやすい！とブームの糖質オフダイエットですが、
リスクとして多くあげられるのが「便秘」。
糖質オフと便秘解消を両立し、
健康に本気の減量ができるプログラムメニューをご紹介します。
まずはしくみを知りましょう。

糖質オフダイエットの効果とお悩み

- 即やせてビックリ！
- 確実に体重が落ちる
- 肉や魚介、野菜をたっぷり食べられてストレスが少ない

- 便秘になりやすい
- 肌あれしてしまった……

糖質オフダイエットの落とし穴は、腸のお悩み！

糖質オフ×腸活でスッキリ！
本気のダイエット週間にトライしよう

糖質オフダイエットって？

やせた！続けやすい！とブームの糖質オフダイエットですが、
リスクとしてあげられる多くが「便秘」。
糖質オフと便秘解消を両立し、健康に本気の減量ができるプログラム。

そもそも糖質とは
炭水化物から食物繊維を除いたもの

糖質と聞いてどんなものが浮かびますか？ 実は、糖質は甘いお菓子だけでなく、ごはんやパン、めん類などにも多く含まれています。これらは、いわゆる主食であり「炭水化物」と呼ばれる栄養素。「炭水化物」から「食物繊維」を除いたものが「糖質」です。主食の食物繊維量は微量なので、「炭水化物」はほぼ「糖質」といえます。

栄養成分表示：100gあたり	
エネルギー	：65kcal
たんぱく質	：3.9g
脂質	：3.1g
炭水化物	：5.4g
ナトリウム	：47mg
カルシウム	：120mg

栄養成分表示はココをチェック

食品の栄養成分表示を見ると、「糖質」と表示されていないものも。そんなときは「炭水化物」をチェックし、≒糖質量と考えて。

摂取すると私たちの体に働く 三大栄養素

01
たんぱく質

02
脂質

03
糖質

筋肉や内臓、髪、つめなどを構成する成分になる

余ると脂肪にしかならない

糖質は、エネルギーになる大切な栄養素

私たちの体にとって大切な「三大栄養素」は、たんぱく質、炭水化物（糖質）、脂質の3つ。その中でも炭水化物は、摂取すると体内でブドウ糖に変化し、エネルギーとなる重要な栄養素ですが、エネルギーとして使われないと脂肪として蓄積されてしまうので、過剰摂取はよくありません。

まずは太るしくみを知ろう

糖質をたくさんとると、どうして太ってしまうのでしょうか。まず、食事からとった糖質は体内でエネルギー源である「ブドウ糖」に変わり、血液中がブドウ糖であふれ返り、血糖値が急激に上がります。すると、すい臓からインスリンというホルモンが分泌され、肝臓や筋肉にブドウ糖をとり込みます。ところが、肝臓や筋肉内に貯蔵できる量には限界があります。食事でとった糖質が多すぎると、糖質（ブドウ糖）が余ってしまうのです。するとインスリンは、今度はブドウ糖を脂肪として蓄えようとします。このように血糖値が急に上がり、インスリンが分泌されると脂肪をふやしてしまうため、インスリンは別名「肥満ホルモン」とも呼ばれています。

糖質たっぷりで太るしくみ

食事で糖質をたくさんとる

血糖値が上昇
（血液中のブドウ糖がふえる）

すい臓からインスリン分泌

肝臓や筋肉にブドウ糖をとり込む

一部をエネルギーとして消費

ブドウ糖が余る

中性脂肪として
脂肪細胞にため込まれる

太る!!

糖質が多すぎると
脂肪をため込むカラダに！

糖質オフでやせるしくみ

糖質オフでなぜやせるのか、おさらいしてみましょう。糖質オフの食事では、血糖値が上がらず、インスリンも分泌されません。食べ物からエネルギーとなるブドウ糖が得られなくなると、体の脂肪を分解して「ケトン体」という物質がつくられます。これを糖のかわりにエネルギーとして使うので、脂肪は減り、糖質オフだけでやせるのです。

糖質を控えてやせるしくみ

糖質の少ない食事をとる

血糖値が上がらない
（インスリンが分泌されない）

エネルギー不足に

蓄えられている脂肪を分解して
ケトン体を生成

ケトン体がエネルギーとして使われる

脂肪が減る

やせる!!

しかし、この糖質オフを
「肉や魚、チーズだけを食べていればやせる」
と勘違いしている人が…

これが、食物繊維不足になり、「便秘」や「肌あれ」を招き、腸に負担がかかって不健康や下腹部が出る原因に。

本書のメニューは「糖分」を抜きながら、食物繊維をたっぷりと補い、美しくやせるよう計算されています。

どんな食材が糖質オフなの？

OK!

- 肉全般（牛肉、豚肉、鶏肉、ラム肉、肉加工品など）
- 魚介類全般、海藻
- 卵、こんにゃく・しらたき
- 豆、大豆加工品（とうふ、厚揚げ、油揚げ、無調整豆乳、納豆）
- 乳製品（プレーンヨーグルト、チーズ、バター、生クリーム）
- 野菜、きのこ（葉物、もやし、オクラ、きゅうり、ねぎ、にんにく、たけのこ、ピーマン、大根、白菜、グリーンアスパラガス、アボカド、きのこ類など）
- 嗜好品（焼酎、ウオッカ、ウイスキー、ジン、ブランデー、ラム、コーヒー、紅茶）
- 調味料（塩、しょうゆ、油全般、マヨネーズ、スパイス全般、酢）

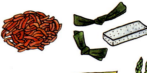

ちょっとガマン

- 穀類（ごはん、パン、めん類、パスタ、シリアル）
- 小麦粉、小麦粉を使った加工品
- 野菜（いも類、れんこんなどの根菜、とうもろこし、かぼちゃ）
- ドライフルーツ
- 嗜好品（清酒、ビール、紹興酒、梅酒）
- 菓子類全般
- 調味料（砂糖、ウスターソース、中濃ソース、めんつゆ、酒、みりん、カレーやシチューのルウなど）

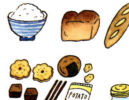

炭水化物をこの期間だけはちょっとガマン……

炭水化物や、食物繊維の豊富な根菜類は腸活におすすめの食材ですが、糖質量はたっぷり。集中的にやせることを意識するなら、この期間だけちょっぴりガマンしてみましょう。Part3ではたんぱく質をたっぷり食べられて、食物繊維がたっぷりの野菜がとれるレシピを提案します。習慣的に腸活レシピを実践しながら、ここぞのときのダイエットに糖質オフもとり入れてみましょう。

このひと皿で糖質コントロール。めざせ1食20g以下
ワンプレートで 5days やせプログラム

やせたいと思ったら、まず5日間。
1食を糖質オフ×腸活のワンプレートでチャレンジ！
ボリュームがあって食べごたえもあるから挫折しません。

5days やせプログラム day 1

L-カルニチンという脂肪燃焼を促進する物質が含まれているラムを、たっぷりどうぞ。
ラムと相性のいい
クミンとパクチーで注目のおいしさ。
苦手なかたは抜いてもOKです。

パクチーラムプレート

材料(2人分)
骨つきラム肉 … 6本（600g）
なす … 2個
パプリカ（赤） … 1個
パクチー … 10g
A｜塩、あらびき黒こしょう … 各少々
　｜クミンパウダー … 小さじ1
塩 … 少々
B｜オイスターソース、しょうゆ
　｜… 各小さじ1
オリーブ油 … 大さじ2
粒マスタード … 各適量

作り方
1 ラムの両面にAをまぶす。なすは縦4等分に切る。パプリカは1cm幅に切る。パクチーはざく切りにする。
2 フライパンにオリーブ油を熱し、なす、パプリカを入れて塩を振り、中火で全体に焼き色がつくまでいため、器に盛る。
3 ラムを入れて中火～強火で全体に焼き色がつくまでしっかり焼く。Bを加えてからめたら火を止め、ふたをして2～3分おく。
4 ラム、パクチーを2に盛り合わせ、粒マスタードを添える。

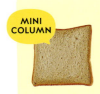

MINI COLUMN

糖質オフダイエットの救世主！
ブランパンを添えても
普通のパンは糖質が20～40gなのに対し、ブランパンは1個2gほどのものも。糖質が少なく、食物繊維量が多いのでおすすめ。

98

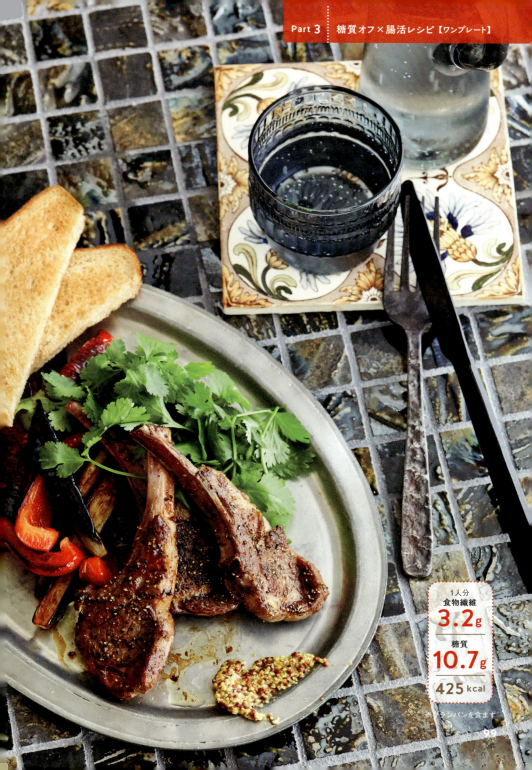

5days やせプログラム day 2

香りだけで食欲が刺激されるガーリックシュリンプ。えびに下味をつけるときに、オリーブ油を入れると調味料がなじみにくくなるので、焼くときだけに使うのがポイントです。

MINI COLUMN
オリーブ油は腸活にも糖質オフにも！
糖質オフダイエットはカロリーオフダイエットと異なり、良質なオイルをたっぷり摂取してOK！ オイルは糖質量ほぼゼロ。

ガーリックシュリンププレート

材料(2人分)
- えび（ブラックタイガー・殻つき）… 12尾（200g）
- 玉ねぎ … 1個
- グリーンアスパラガス … 4本
- 卵 … 2個
- A
  - 赤とうがらしの小口切り … 2本分
  - しょうゆ、白ワイン … 各大さじ1
  - にんにくのすりおろし … 小さじ1
  - チリペッパー、パプリカパウダー … 各小さじ½
  - 塩、あらびき黒こしょう … 各小さじ¼
- 塩 … 少々
- あらびき黒こしょう … 適量
- オリーブ油 … 大さじ2
- ベビーリーフ … 15g
- レモンのくし形切り … 2切れ

作り方
1. えびは尾を残して殻をむき、背に切り込みを入れる。背わたをとって軽く洗い、キッチンペーパーで水けをとる。ボウルにAを入れてまぜ合わせ、えびを加え、もみ込んで冷蔵庫に10分ほどおく。
2. 玉ねぎは12等分のくし形切りにする。アスパラガスは軸のかたい部分を切り落とし、大きいはかまはピーラーでむき、乱切りにする。
3. フライパンにオリーブ油を熱し、卵を割り入れて中火で目玉焼きを作り、とり出す。
4. 同じフライパンに、1、2を入れて中火〜強火で全体に焼き色がつくまでしっかりいためる。塩、黒こしょうで味をととのえる。
5. ベビーリーフ、3、レモンとともに盛り合わせ、黒こしょう少々を振る。

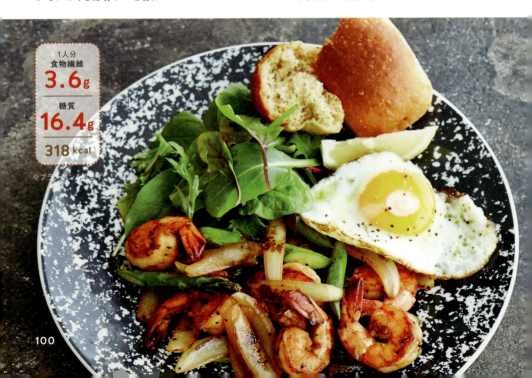

1人分
食物繊維 **3.6g**
糖質 **16.4g**
318 kcal

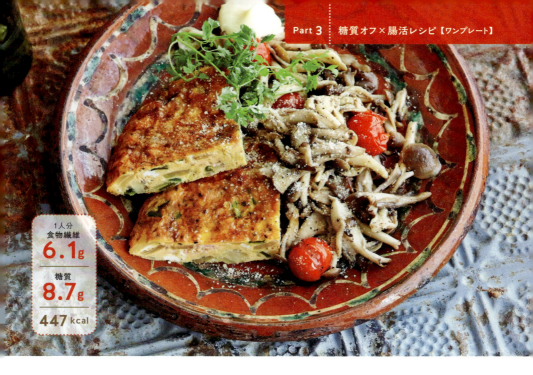

Part 3　糖質オフ×腸活レシピ【ワンプレート】

1人分
食物繊維
6.1g

糖質
8.7g

447 kcal

5days やせプログラム
day 3

野菜の食感が楽しめ、生ハムのうまみをきかせたスパニッシュオムレツは、じっくりと弱火で焼くだけ！きのこ類には、チーズで香りをプラスしています。

MINI COLUMN

卵ときのこは糖質オフの優秀食材
ロカボ生活には、高たんぱくで低カロリーの卵、食物繊維たっぷりのきのこの組み合わせは最高。2、3種類組み合わせると、うまみも増して◎。ミニトマトで彩りもプラス！

スパニッシュオムレツプレート

材料(2人分)
玉ねぎ … 1/2個
ピーマン … 2個
生ハム … 30g
ミニトマト … 10個
しめじ … 1パック（120g）
まいたけ … 1パック（120g）
A ｜ とき卵 … 5個分
　　｜ ドライバジル、粉チーズ … 各小さじ1
塩、あらびき黒こしょう … 各少々
オリーブ油 … 大さじ2
チャービル … 適量
マヨネーズ、粉チーズ … 各適量

作り方
1 玉ねぎは1cm角に、ピーマンと生ハムは1cm四方に切る。
2 しめじ、まいたけは軽くほぐす。
3 ボウルに**A**を入れてまぜ、**1**を加えてさらにまぜる。
4 フライパン（直径18cm）にオリーブ油大さじ1を熱して**2**、ミニトマトを入れ、塩、黒こしょうを振って中火で2〜3分いため、器に盛る。
5 **4**のフライパンにオリーブ油大さじ1を熱し、**3**を入れて全体に手早くまぜ合わせ、ふたをする。卵が固まるまで、ごく弱火で15〜20分蒸し焼きにする。食べやすい大きさに切って**4**に盛り合わせ、チャービル、マヨネーズを添え、粉チーズを振る。

5days やせプログラム day 4

刻んだディル&オリーブが入ったヨーグルトソースがやみつきになるサーモンプレート。サーモンはめかじきや豚肉でもおいしく仕上がります。

ディル香る サーモンプレート

材料(2人分)
- サーモン（切り身）… 2切れ
- ブロッコリー… 100g
- マッシュルーム… 4個
- 赤玉ねぎ… 1/4個
- 温泉卵… 2個
- 塩、こしょう… 各少々
- オリーブ油… 大さじ1
- **A**
  - ディルのあらいみじん切り… 2g
  - ブラックオリーブのあらいみじん切り… 20g
  - プレーンヨーグルト… 大さじ3
  - マヨネーズ… 大さじ2
  - オリーブ油… 小さじ2
  - にんにくのすりおろし… 小さじ1/4

作り方
1. 赤玉ねぎは薄切りにして10分ほど水にさらし、水けをきる。サーモンの両面に塩、こしょうを振る。ブロッコリーは小房に分け、マッシュルームは縦4等分に切る。
2. フライパンにオリーブ油を熱してサーモンを入れ、あいたところにブロッコリー、マッシュルームを並べる。中火でサーモンに焼き色がつくまで焼く。
3. 器に赤玉ねぎを敷いて2のサーモンをのせ、ブロッコリー、マッシュルームを盛る。まぜ合わせたAをかけ、サーモンに温泉卵をのせる。

MINI COLUMN 卵
ゆで卵や温泉卵を添えるとぐっとおなかが満たされ、炭水化物を控えているときの強い味方！ 超低糖質です。

1人分
食物繊維 3.4g
糖質 4.2g
509 kcal
※ブランパンを含みます

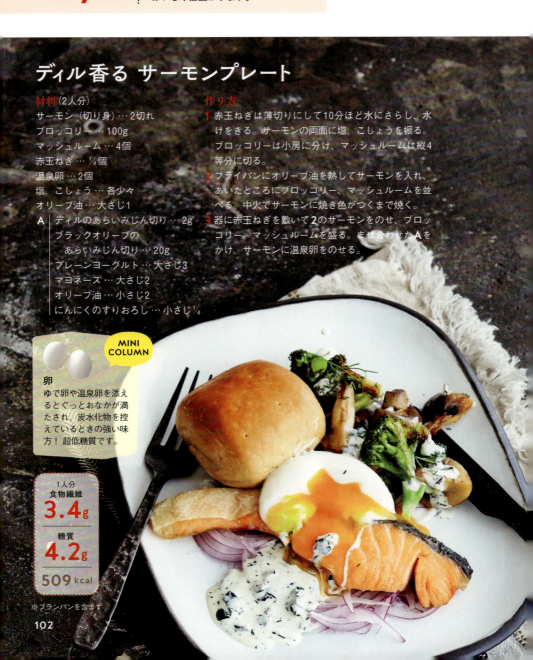

Part 3 糖質オフ×腸活レシピ【ワンプレート】

5days やせプログラム
day 5

食物繊維が豊富で
食感もあるきのこやいんげん、
豆をつけ合わせにしたごちそうプレート。
塩、こしょうのシンプルな味つけのステーキには、
ソースの粒マスタードがアクセント。

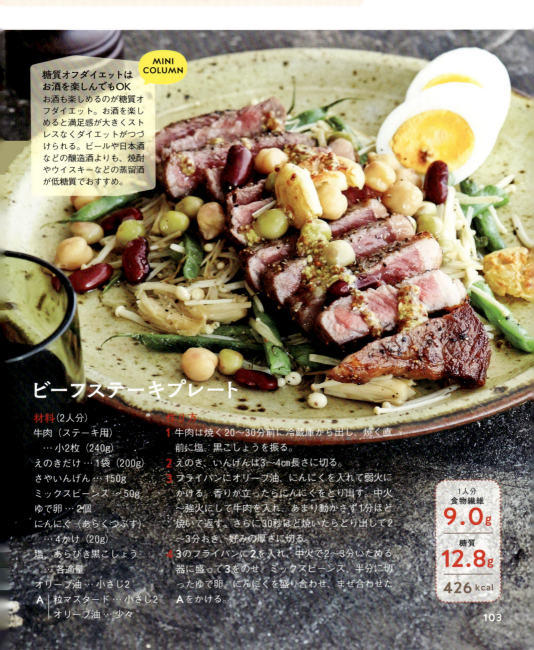

MINI COLUMN

糖質オフダイエットは お酒を楽しんでもOK
お酒も楽しめるのが糖質オフダイエット。お酒を楽しめると満足感が大きくストレスなくダイエットがつづけられる。ビールや日本酒などの醸造酒よりも、焼酎やウイスキーなどの蒸留酒が低糖質でおすすめ。

ビーフステーキプレート

材料(2人分)
牛肉（ステーキ用）
　…小2枚（240g）
えのきだけ…1袋（200g）
さやいんげん…150g
ミックスビーンズ…50g
ゆで卵…2個
にんにく（あらくつぶす）
　…4かけ（20g）
塩、あらびき黒こしょう
　…各適量
オリーブ油…小さじ2
A｜粒マスタード…小さじ2
　｜オリーブ油…少々

作り方
1. 牛肉は焼く20〜30分前に冷蔵庫から出し、焼く直前に塩、黒こしょうを振る。
2. えのき、いんげんは3〜4cm長さに切る。
3. フライパンにオリーブ油、にんにくを入れて弱火にかける。香りが立ったらにんにくをとり出す。中火〜強火にして牛肉を入れ、あまり動かさず1分ほど焼いて返す。さらに30秒ほど焼いたらとり出して2〜3分おき、好みの厚さに切る。
4. 3のフライパンに2を入れ、中火で2〜3分いためる。器に盛って3をのせ、ミックスビーンズ、半分に切ったゆで卵、にんにくを盛り合わせ、まぜ合わせたAをかける。

1人分
食物繊維 **9.0g**
糖質 **12.8g**
426 kcal

作りおきで挫折なし!

作りおきがあれば、いざというときに便利! 糖質が少なく、腸活によい作りおきレシピをご紹介します!

こんにゃくは手でちぎったほうが味のなじみがよくなります。
アヒージョには、野菜をクタクタになるくらいに煮るのがおすすめ

たことこんにゃくのぷりぷりアヒージョ

材料(作りやすい分量・4〜6人分)
- たこ(刺し身用)…200g
- こんにゃく…300g
- ブロッコリー…200g
- A
  - オリーブ油…¾カップ
  - にんにくの薄切り…4かけ分(20g)
  - 赤とうがらし(種を抜く)…2本
  - 塩、あらびき黒こしょう…各小さじ½

作り方
1. たこはぶつ切りにし、こんにゃくは一口大に手でちぎる。ブロッコリーは小房に分ける。
2. なべにAを入れて弱火にかけ、香りが立ったら1を加え、10〜15分ほど煮る。

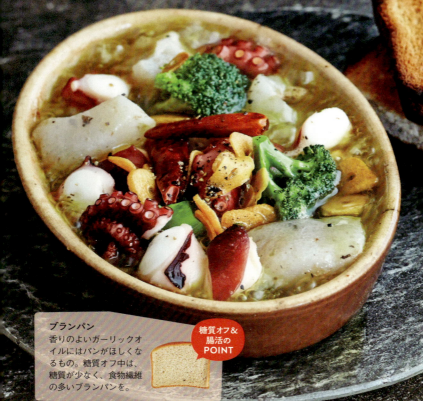

糖質オフ&腸活のPOINT

ブランパン
香りのよいガーリックオイルにはパンがほしくなるもの。糖質オフ中は、糖質が少なく、食物繊維の多いブランパンを。

3〜4日 冷蔵保存が可能。

⅙量分
食物繊維 **3.2g**
糖質 **1.3g**
260 kcal
※ブランパンを含みます

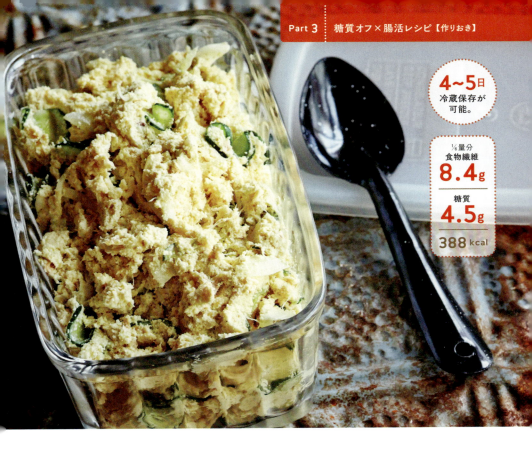

Part 3 糖質オフ×腸活レシピ【作りおき】

4〜5日 冷蔵保存が可能。

1/6量分
食物繊維
8.4g

糖質
4.5g

388 kcal

食べる分だけ器に盛り、電子レンジで少しあたためる食べ方もおすすめ。
ブランパンにはさんでポテサラサンド風にしても！

おからポテサラ

材料(作りやすい分量・4〜6人分)
おから … 400g
きゅうり … 2本
玉ねぎ … 1/2個
ツナ油づけ缶(缶汁をきる)
　… 2缶(140g)
塩 … 適量
A｜マヨネーズ … 200g
　｜カレー粉 … 小さじ1
　｜こしょう … 適量

作り方

1 きゅうりは小口切りにし、塩を振って10分ほどおき、キッチンペーパーで包んで水けをしぼる。玉ねぎは薄切りにし、水にさらして水けをしぼる。

2 ボウルにツナ、Aを入れてまぜ、おから、1を加え、よくまぜ合わせる。

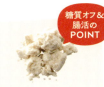

糖質オフ&
腸活の
POINT

おから
食物繊維たっぷりで満腹感のあるヘルシー食材のおからでポテサラ風に。おから独特の香りは、マヨネーズとカレー粉を使用すれば食べやすくなる。

牛肉のうまみとスパイスのきいたチリコンカンは、メインのおかずにも、サブのおかずにも

チリコンカン

3〜4日 冷蔵保存が可能。

材料（作りやすい分量・4〜6人分）
- 牛ひき肉 … 200g
- ひよこ豆 … 100g
- ミックスビーンズ（ドライパック） … 100g
- 玉ねぎ … 1個
- A
  - トマト缶（カット）… 1缶（400g）
  - グリーンオリーブ … 10個
  - 水 … 1/2カップ
  - 顆粒スープ（チキン）… 大さじ1 1/2
  - チリパウダー … 小さじ1
  - 塩 … 小さじ1/2
- オリーブ油、赤ワイン … 各大さじ3
- 塩 … 適量

作り方
1. 玉ねぎは1cm角に切る。
2. なべにオリーブ油を熱し、ひき肉を入れる。塩を振り、肉の色が半分ほど変わったらワインを加え、1分ほどいためる。
3. ひよこ豆、ミックスビーンズ、1を加えて、手早くまぜ、まぜ合わせたAを加えてひと煮立ちさせる。弱火で8〜10分、ときどきまぜながら煮、塩で味をととのえる。

1/6量分
食物繊維 **5.3g**
糖質 **10.7g**
243 kcal

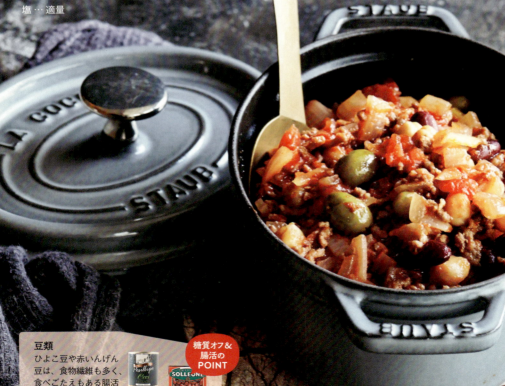

豆類
ひよこ豆や赤いんげん豆は、食物繊維も多く、食べごたえもある腸活食材。牛肉やトマトとの相性抜群！

糖質オフ＆腸活のPOINT

Part 3 | 糖質オフ×腸活レシピ【作りおき】

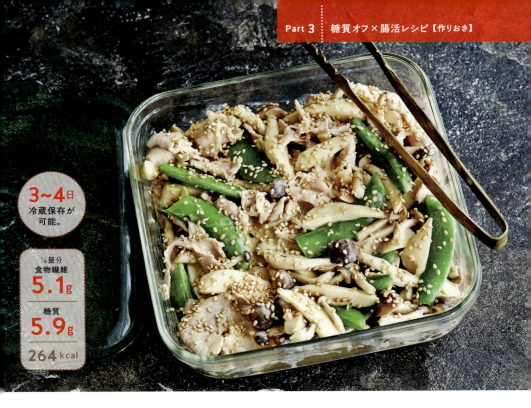

3〜4日
冷蔵保存が可能。

1/6量分
食物繊維
5.1g

糖質
5.9g

264 kcal

あたたかくても冷めてもおいしいデリ風作りおきサラダ。
作りたてはあたたかい状態で食べ、残りはあら熱をとって保存を

豚しゃぶとしめじのごまポンマリネ

材料(4〜6人分)
豚ロース薄切り肉…200g
しめじ…2パック(240g)
エリンギ…4本(200g)
スナップえんどう…20個
A ねり白ごま、マヨネーズ、
　 ポン酢しょうゆ…各大さじ4
　 しょうが、にんにくのすりおろし
　 …各小さじ1/2
いり白ごま…適量

作り方
1 豚肉は5〜6cm幅に切る。しめじはほぐし、エリンギは細めの乱切りにする。
2 耐熱皿にしめじ、エリンギを入れる。ラップをかけて電子レンジで5〜6分加熱し、水けを軽くきる。スナップえんどうは1分ほど塩ゆでし、ざるに上げる。同じ湯に豚肉を入れて火を止め、そのままおき、肉の色が変わって火が通ったらざるに上げる。
3 ボウルにAを入れてまぜ、2を加えてまぜ合わせる。保存容器に入れ、ごまを散らす。

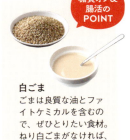

糖質オフ＆腸活のPOINT

白ごま
ごまは良質な油とファイトケミカルを含むので、ぜひとりたい食材。ねり白ごまがなければ、すり白ごまを同量加えてもOK！

ハワイでおなじみのアヒポキ。アボカドはやわらかいと
あえているときにくずれるうえ、日もちしないのでややかためを使って
アヒポキ

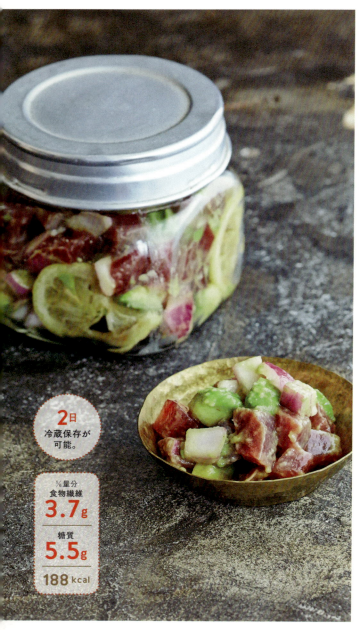

材料(作りやすい分量・4～6人分)
まぐろ(刺し身用)… 200g
アボカド … 2個
赤玉ねぎ … 1個
レモンの薄切り … ½個分
A │ しょうゆ、みりん、ごま油
　　　… 各大さじ1½
　　　にんにくのすりおろし
　　　… 小さじ½

作り方
1 まぐろ、赤玉ねぎは1cm角に切る。アボカドは縦半分に切って種をとり、皮をむいて1cm角に切る。レモンをしぼりながら加え、アボカドをあえる。
2 ボウルにAを入れてまぜ、1を加えてよくまぜ合わせる。

糖質オフ&
腸活の
POINT

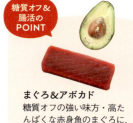

まぐろ&アボカド
糖質オフの強い味方・高たんぱくな赤身魚のまぐろに、腸内細菌の老化防止に効果があるビタミンEが豊富なアボカドを合わせて。

2日
冷蔵保存が
可能。

⅙量分
食物繊維
3.7g

糖質
5.5g

188 kcal

108

Part 3 | 糖質オフ×腸活レシピ【作りおき】

牛肉は霜降りにすることで、
余分なアクを除くことができ、上品な味に仕上がります！

牛肉としらたきのコクうま塩煮

材料(作りやすい分量・4〜6人分)
- 牛切り落とし肉 … 200g
- しらたき … 400g
- 木綿どうふ … 1丁(300g)
- ねぎ … 1本
- A
  - だし … 4カップ
  - しょうがのせん切り … 30g
  - 塩麹 … 大さじ3
  - 薄口しょうゆ、みりん … 各大さじ2
- 塩、七味とうがらし … 各適量

作り方

1. 牛肉に湯をかけて霜降りにし、冷水にとって水けをきる。しらたきはざく切りにして1分ほどゆで、水けをきる。とうふは水きりして大きめに切る。ねぎは1cm厚さの斜め切りにする。
2. なべにAを入れ、ひと煮立ちさせる。牛肉、しらたき、とうふを加え、弱火で10分ほど煮る。ねぎを加えてさらに2〜3分煮たら、塩で味をととのえる。食べるときに、七味とうがらしを振る。

糖質オフ＆腸活のPOINT

しらたき
食物繊維たっぷりのしらたきはほぼ糖質もゼロ。下ゆでずみのものでも、ゆでるとくさみがとれてよりおいしく仕上がるので、ゆでる手間を惜しまずに。

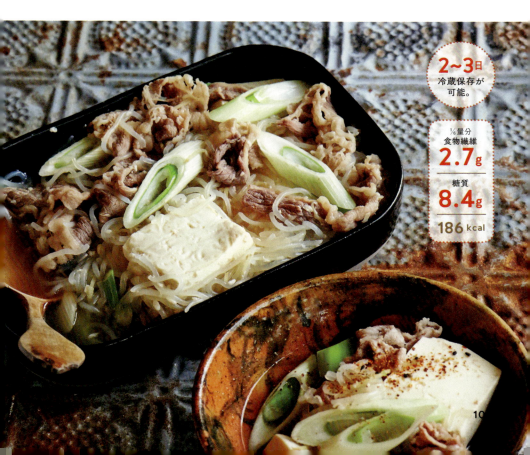

2〜3日 冷蔵保存が可能。

1/6量分
食物繊維 **2.7g**
糖質 **8.4g**
186 kcal

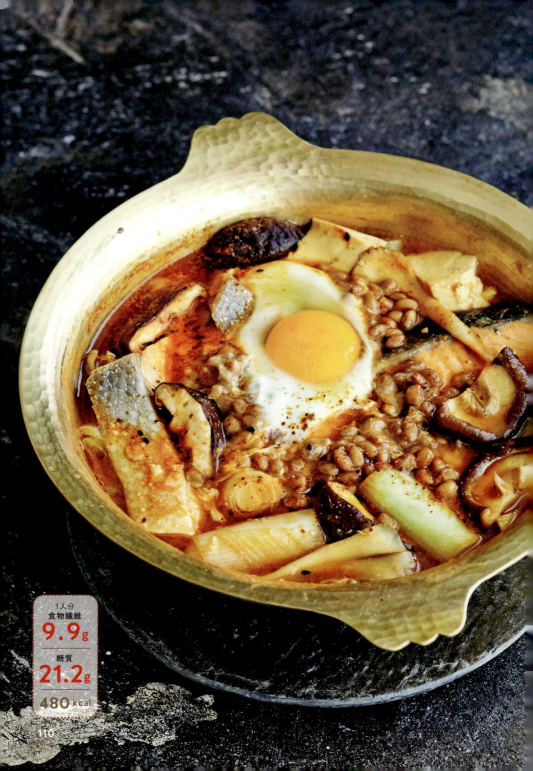

なべ・具だくさんスープ

野菜たっぷりのなべや具だくさんな汁物は、
満腹感が得られるので、ダイエット中の味方！
発酵食品や腸活食材も入れるから、
健康的にやせられます。

サーモンのかわりに、たらやあさりでもおいしい！
腸活キムチチゲ

材料（2人分）
サーモン（切り身）… 2切れ
絹ごしどうふ … 200g
ねぎ … 1本
まいたけ … 1パック（120g）
しいたけ … 4個
納豆 … 1パック
卵 … 1個
A │ 水 … 2カップ
　│ みそ … 大さじ3
　│ コチュジャン、酒 … 各大さじ2
　│ にんにくのすりおろし、
　│ 　　しょうがのすりおろし
　│ 　　… 各小さじ½
七味とうがらし、ごま油 … 各適量

作り方
1 サーモンは半分に切る。とうふは水けをきり、食べやすい大きさにちぎる。ねぎは4〜5cm長さに切り、斜めに切り目を入れる。まいたけはあらくほぐし、しいたけは軸を落として半分に切る。
2 なべにAを入れてひと煮立ちさせ、サーモン、とうふを加え、ふたをして弱火で5分ほど煮る。ねぎ、まいたけ、しいたけを加え、ふたをして5分ほど煮る。
3 納豆を加えて卵を割り入れ、ごま油をたらして七味とうがらしを振る。

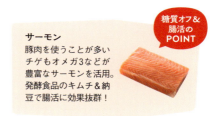

糖質オフ＆腸活のPOINT

サーモン
豚肉を使うことが多いチゲもオメガ3などが豊富なサーモンを活用。発酵食品のキムチ＆納豆で腸活に効果抜群！

鶏のだしと香味野菜の香りがたまらないヘルシーなべ
鶏だんごの香味なべ

材料（2人分）
鶏胸ひき肉…200g
小松菜…150g
もやし…½袋（100g）
みょうが…3個
A｜青じそのみじん切り…5枚分
　｜かたくり粉…小さじ2
　｜酒、しょうがのすりおろし
　｜　…各小さじ1
　｜塩…少々
B｜水…2カップ
　｜酒…大さじ2
　｜鶏ガラスープのもと
　｜　…大さじ1
　｜ごま油…小さじ2
　｜薄口しょうゆ…小さじ1
　｜塩…小さじ¼
いり白ごま…適量

作り方
1 小松菜は5～6cm長さに、みょうがは縦4等分に切る。
2 ボウルにひき肉、Aを入れてしっかりこね、3～4cm大に丸める。
3 なべにBを合わせてひと煮立ちさせ、2を入れる。ふたをして弱火で10分ほど煮てとり出す。
4 もやし、小松菜を入れ、ふたをして3分ほど煮る。みょうがを加え、鶏だんごを戻し入れてひと煮立ちさせ、ごまを振る。

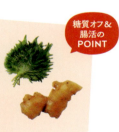

**糖質オフ&
腸活の
POINT**

青じそ・しょうが
和のハーブ・青じそとしょうがを使って、体をあたためて腸を元気に。パサつきがちな鶏胸肉も、ひき肉なら気にならずにおいしい鶏だんごに。鶏だんごは2倍量を作って冷凍で2～3週間保存可能。

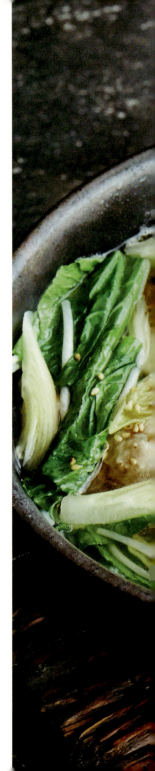

Part 3　糖質オフ×腸活レシピ【なべ・具だくさんスープ】

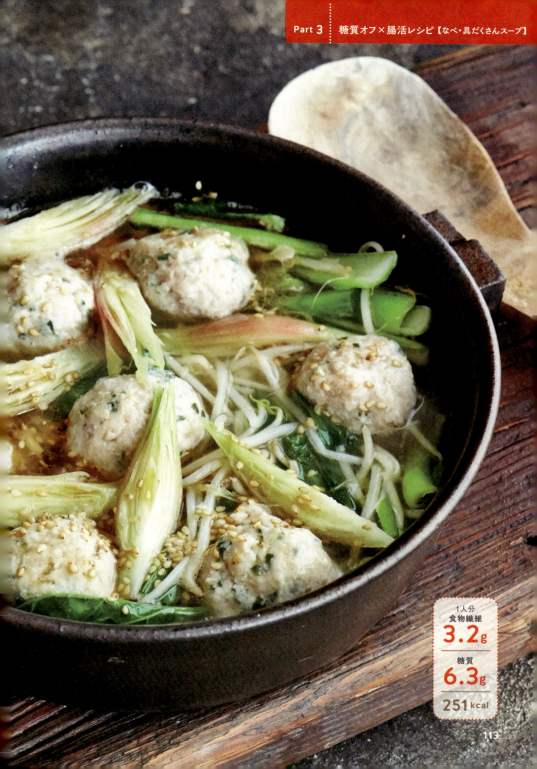

1人分
食物繊維
3.2g

糖質
6.3g

251kcal

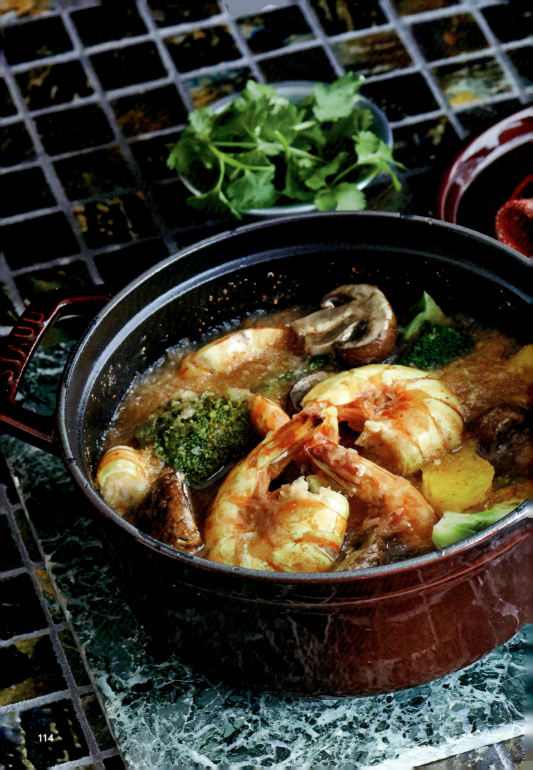

Part 3　糖質オフ×腸活レシピ【なべ・具だくさんスープ】

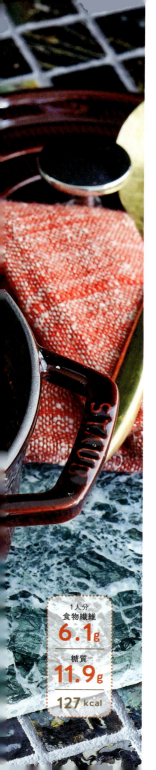

殻つきのえびから出ただしを、存分に味わって！
トムヤムクン風なべ

材料（2人分）
えび（ブラックタイガー・殻つき）… 8尾
ブロッコリー … 150g
パプリカ（黄）… 1/2個
マッシュルーム … 4個
パクチー … 5g
A｜玉ねぎのすりおろし … 1個
　｜水 … 1 1/2カップ
　｜ナンプラー、レモン汁 … 各大さじ2
　｜一味とうがらし（または七味とうがらし）、しょうがのすりおろし … 各小さじ1
　｜にんにくのすりおろし … 小さじ1/2

作り方
1 えびは頭の殻をむき、竹ぐしなどで背わたをとる。ブロッコリーは小房に分け、パプリカは乱切りにする。マッシュルームは縦半分に切る。パクチーはざく切りにする。
2 なべにAを入れ、ひと煮立ちさせる。えび、ブロッコリーを加え、ふたをして弱火で5分ほど煮る。
3 マッシュルーム、パプリカを加え、ふたをして5分ほど煮る。パクチーを別皿に添える。

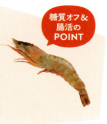

糖質オフ＆腸活のPOINT

えび
意外に少ない調味料で簡単に作れるトムヤムクン風なべ。味の決め手は、低カロリーで糖質オフの味方のえび。有頭えびを使うと、さらにえびの風味が強く仕上がる。

1人分
食物繊維 **6.1g**
糖質 **11.9g**
127 kcal

115

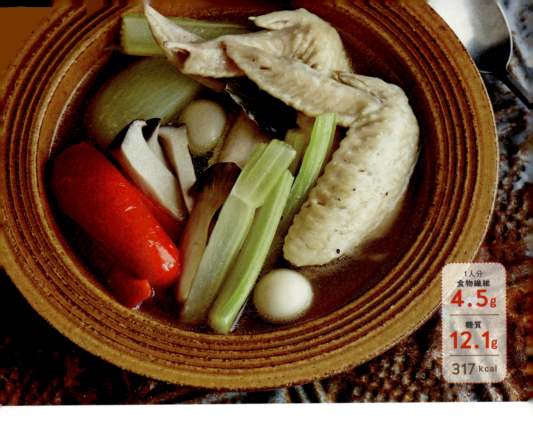

1人分 食物繊維 **4.5g**
糖質 **12.1g**
317 kcal

野菜は煮すぎず食感が残るようにするのがポイント
やわらか手羽先ポトフ

材料(2人分)
鶏手羽先 … 6本（350g）
玉ねぎ … ½個
パプリカ（赤）… 1個
エリンギ … 2本（100g）
セロリ … ½本（80g）
うずらの卵の水煮 … 6個
A｜水 … 3カップ
　｜顆粒スープ（チキン）
　｜　… 大さじ1
　｜にんにくのすりおろし、
　｜しょうがのすりおろし
　｜　… 各小さじ¼
　｜ローリエ … 2枚
　｜塩、こしょう … 各小さじ¼

作り方
1 手羽元はフォークで穴を数カ所あける。玉ねぎは半分に切り、パプリカは1cm幅に切る。セロリは5cm長さに、エリンギは縦4等分に切る。
2 なべにAを入れてひと煮立ちさせ、手羽元、玉ねぎを加える。ふたをして弱火で10分ほど煮る。
3 パプリカ、エリンギ、セロリ、うずらの卵を加え、ふたをして5分ほど煮る。

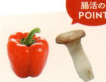

糖質オフ＆腸活のPOINT

エリンギ＆パプリカ
食物繊維が豊富なエリンギやパプリカ、腸をあたためるにんにくやしょうがで、腸活にぴったりのポトフは、鶏肉や野菜のだしが詰まっている。翌日以降はよりいっそう味がしみておいしい。

Part 3　糖質オフ×腸活レシピ【なべ・具だくさんスープ】

きのこのうまみとプリプリ感を味わって!
きのこと厚揚げの豚汁

材料(2人分)
豚切り落とし肉 … 100g
厚揚げ … 100g
大根 … 100g
ねぎ … 1/2本
なめこ … 50g
しいたけ … 2個
小ねぎの小口切り … 10g
だし … 2 1/2カップ
みそ … 大さじ2 1/2
オリーブ油 … 適量

作り方
1 豚肉は大きいものは切り、大根は皮をむいて5mm厚さのいちょう切りにし、ねぎは1cm厚さに切る。
2 厚揚げは1cm角に切り、なめことともに1分ほどゆでてざるに上げる。しいたけは軸を落として5mm厚さに切る。
3 なべにだしを入れてひと煮立ちさせ、豚肉、大根を入れる。アクをとりながら弱火で5分ほど煮る。
4 2、ねぎを加えて5分ほど煮て、みそをとく。器に盛り、小ねぎを散らし、オリーブ油を回しかける。

糖質オフ&
腸活の
POINT

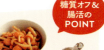

きのこ
糖質が少なく、食物繊維が多いきのこは、糖質オフの味方。豚肉と厚揚げでコクをプラス。豚肉のアクをとることで、より上品な味わいに。

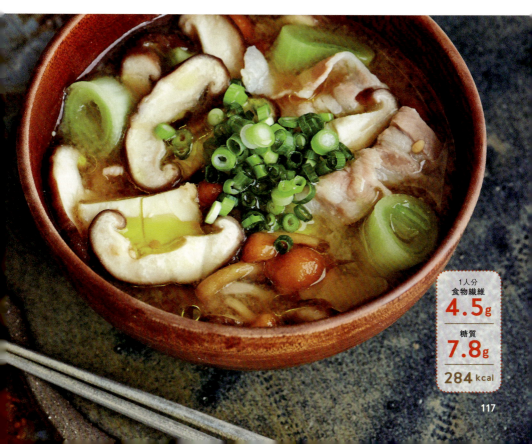

1人分
食物繊維
4.5g
糖質
7.8g
284 kcal

桜えびとみそが、牛乳に意外に合います
キャベツと桜えびのミルクチャウダー

材料(2人分)
- キャベツ … ¼個（250g）
- えのきだけ … ½袋（100g）
- 桜えび（乾燥）… 5g
- 枝豆（冷凍）… 30g（正味）
- **A** | 牛乳 … 2カップ
  みそ、すり白ごま … 各大さじ2½

作り方
1. 枝豆は解凍してさやからとり出し、キャベツはざく切りにする。えのきは長さを半分に切る。
2. なべにAを入れてひと煮立ちさせ、キャベツを加えてしんなりするまで弱火で6〜8分ほど煮る。えのき、桜えび、枝豆を加え、2〜3分煮る。

1人分
食物繊維
7.3g
糖質
20.9g
300 kcal

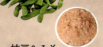

糖質オフ＆腸活のPOINT

枝豆＆みそ
えのきだけ、枝豆の食物繊維と、発酵食品のみそで腸活！　牛乳は好みで豆乳にかえても。煮るときは弱火にするのがポイント。

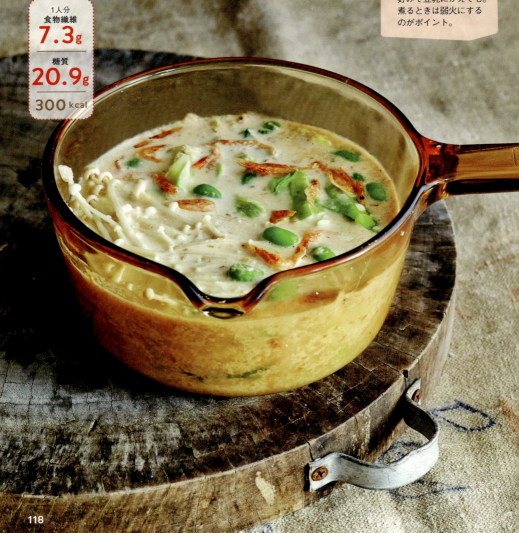

低脂肪な鶏ささ身に燃焼系スパイスをプラス！
ささ身のジンジャーカレースープ

材料（2人分）
鶏ささ身 … 150g
アボカド … 1個
オクラ … 6本
ミニトマト … 6個
A｜水 … 2カップ
　｜顆粒スープ（チキン）
　｜　… 小さじ2
　｜しょうがのすりおろし … 小さじ1
　｜カレー粉 … 小さじ½
　｜赤とうがらしの小口切り … 1本分
　｜塩 … 少々
水どきかたくり粉 … 適量
　（水：かたくり粉＝1：1）

作り方
1 ささ身は筋をとり、1cm厚さのそぎ切りにする。アボカドは縦半分に切って種をとり、皮をむいて1.5cm角に切る。オクラはがくを切り落として乱切りにする。
2 なべにAを入れてひと煮立ちさせ、ささ身を加えて弱火で5分ほど煮る。
3 アボカド、オクラ、ミニトマトを加えて5分ほど煮たら、水どきかたくり粉を回し入れてとろみをつける。

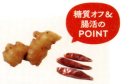

糖質オフ＆腸活のPOINT

しょうが＆とうがらし
しょうがとカレー、とうがらしの燃焼系スパイスで体も腸もぽかぽか。アボカドのビタミンEは腸内細菌の老化防止効果も。少しとろみをつけることで、腹もちがよくなるうえ、食べやすさもアップ。

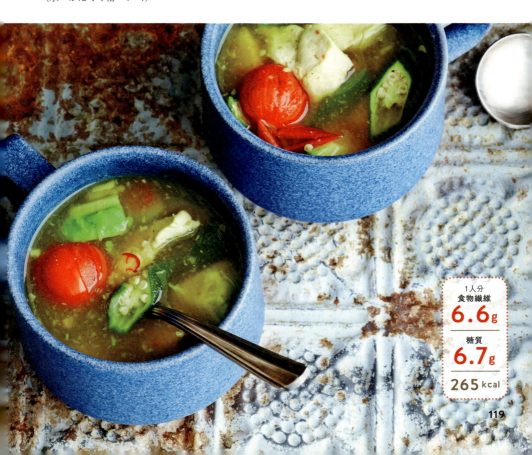

1人分
食物繊維
6.6g
糖質
6.7g
265 kcal

COLUMN
腸活スイーツ

腸活食材を使ったスイーツを紹介します。
腸活に効果があるのはもちろん、クセになるおいしさ。

材料(作りやすい分量・6人分)
プレーンヨーグルト … 400g
卵白 … 3個分
バナナ … 1本
はちみつ … 大さじ2
A │ 玄米フレーク … 100g
　│ 湯 … 1/2カップ
　│ はちみつ … 大さじ2
　│ インスタントコーヒー
　│ 　… 小さじ2
ココアパウダー … 大さじ2

作り方
1. ボウルにざるをのせ、キッチンペーパーを敷いてヨーグルトを入れる。冷蔵庫で半日以上おいて水けをきる。
2. ボウルに卵白を入れ、角が立つまで泡立て器でしっかり泡立てる。**1**、はちみつを加えてまぜ合わせる。
3. 別のボウルに**A**を入れてまぜ合わせ、器に広げる。
4. バナナは5mm厚さの輪切りにし、**3**の器に並べる。**2**を流し入れ、ココアパウダーを茶こしなどでふるいかける。

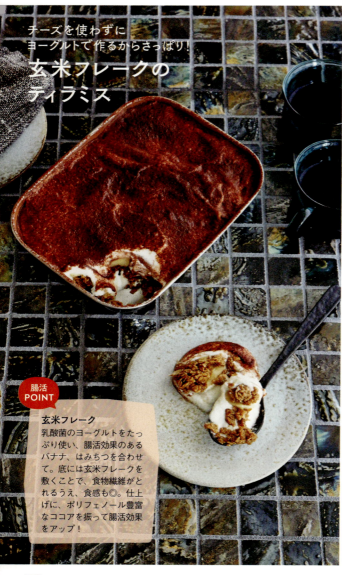

チーズを使わずに
ヨーグルトで作るからさっぱり！
玄米フレークのティラミス

腸活POINT

玄米フレーク
乳酸菌のヨーグルトをたっぷり使い、腸活効果のあるバナナ、はちみつを合わせて。底には玄米フレークを敷くことで、食物繊維がとれるうえ、食感も◎。仕上げに、ポリフェノール豊富なココアを振って腸活効果をアップ！

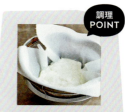

調理POINT

水きりヨーグルト
ヨーグルトはしっかり水きりするのがポイント。2〜3時間と水けをきる時間が短い場合は、キッチンペーパーを3〜4枚重ねて水けをぎゅっとしぼる。水きりした汁（ホエイ）には栄養が詰まっているので、スムージーやシリアルにまぜて活用を！

COLUMN | 腸活スイーツ

濃厚なミルク風味が昔なつかしい味わい
白ようかん

材料（作りやすい分量・5〜6人分）
クリームチーズ … 100g
牛乳 … 2カップ
板チョコ（ホワイト・あらく砕く）
　… 1枚（40g）
粉寒天 … 4g
砂糖 … 大さじ3

作り方
1 クリームチーズは常温におき、やわらかくする。板チョコは湯せんでとかす。
2 ボウルに1、三温糖を入れてすりまぜる。
3 小なべに牛乳を入れてひと煮立ちさせ、寒天を加えてまぜ、1〜2分煮とかす。2に少しずつ加え、まぜ合わせる。
4 15cm四方×高さ5cmの抜き型に流し入れる。あら熱がとれたら冷蔵庫で2時間以上冷やし固める。固まったら型から抜き、食べやすい大きさに切る。

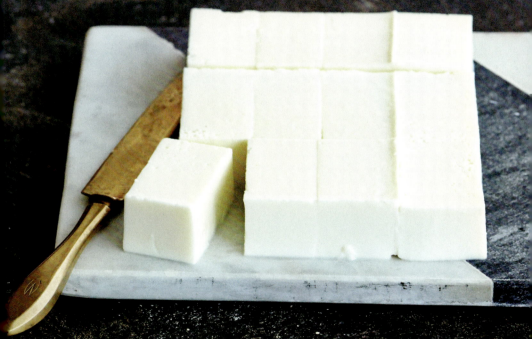

腸活POINT

粉寒天
海藻から作られた寒天は、食物繊維が豊富な腸活食材。牛乳、クリームチーズ、ホワイトチョコと合わせて。意外に甘さ控えめな仕上がり。

糖質オフなうえしっとり香ばしいアーモンドパウダーを使用
アーモンドチョコマフィン

材料(直径7cm×高さ5cmの型4個分)
薄力粉 … 100g
A ┃ アーモンドパウダー … 100g
  ┃ ベーキングパウダー
  ┃ （アルミフリー） … 4g
とき卵 … 2個分
バニラエッセンス … 5〜6滴
砂糖 … 40g
オリーブ油 … 大さじ4
板チョコ（ミルク・あらく砕く）
 … 1枚（50g）
アーモンド（あらく砕く）… 30g

作り方
1 ボウルに薄力粉をふるい入れ、Aを加えてまぜる。
2 別のボウルにとき卵、バニラエッセンス、三温糖を入れ、すりまぜる。オリーブ油を少しずつ加えながらまぜ合わせ、なじませる。1を2回に分けて加え、粉っぽさがなくなるまでまぜる。板チョコ、アーモンドを加え、さっくりまぜる。
3 しぼり出し袋に入れ、先端を切って大きめのしぼり口を作る。型の七分目の高さになるまでしぼり入れる。
4 160度に予熱したオーブンで25分ほど焼く。生地に竹ぐしを刺してみて、生の生地がついてこなければ焼き上がり。

アーモンドパウダー
ビタミンEやミネラルが豊富なアーモンドは腸活におすすめ！ さらにバターのかわりにオリーブ油を使っているので軽い口当たり。

市販のアイスを使うから簡単！
きな粉スイートポテト

材料(作りやすい分量・12個分)
さつまいも … 小2本（400g）
卵黄 … 1個分
A ┃ バニラアイス … 80g
  ┃ きな粉 … 大さじ2
  ┃ オリーブ油 … 大さじ1

作り方
1 さつまいもは皮をむいて1cm厚さの輪切りにする。耐熱皿にさつまいも、水大さじ1を入れ、ラップをかけて電子レンジで5〜6分加熱する。
2 ボウルに1、Aを入れ、さつまいもをフォークであらくつぶしながら全体をまぜ合わせる。
3 食べやすい大きさに成形し、ハケなどでといた卵黄をぬる。オーブントースターで表面に焼き色がつくまで2〜4分焼く。

きな粉
食物繊維とオリゴ糖が豊富なきな粉。食物繊維が豊富なさつまいもと組み合わせて、腸内環境の改善を。3〜4日は冷凍保存が可能なので、多めに作っても。

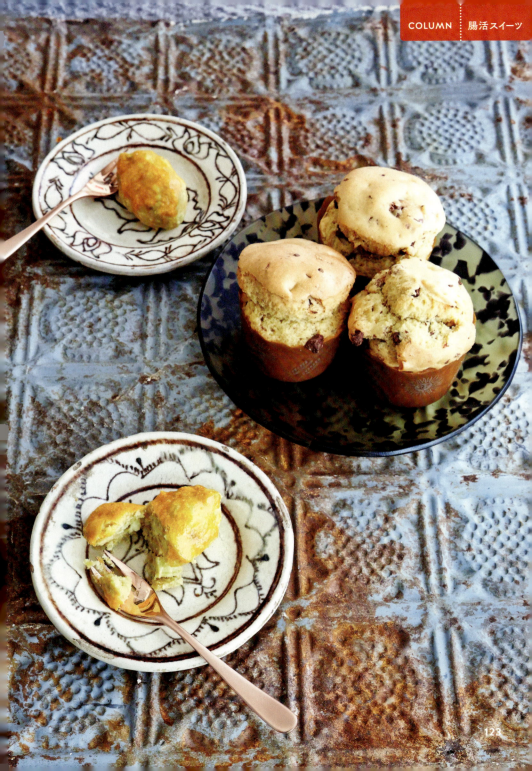

COLUMN 腸活スイーツ

INDEX

【肉・肉加工品】

牛肉
エリンギと牛肉のチャプチェ ———— 70
牛肉としらたきのコクうま塩煮 ———— 109
ビーフステーキプレート ― 103
レッドコールスロー withステーキ ———— 50

鶏肉
カレーヌードル ———— 89
ささ身のジンジャーカレースープ ———— 119
サラダ仕立ての油淋鶏 ― 76
ジャークチキン ———— 45
豆乳塩麹の鶏だしで食べる
冷たいそば ———— 60
鶏肉のごまタツタ
〜塩麹でしっとり〜 ———— 42
やわらか手羽先ポトフ ― 116

豚肉
きのこと厚揚げの豚汁 ― 117
豆乳肉じゃが ———— 48
にんにく塩麹の煮豚 3種の
ねぎとこしょうのソース ― 44
豚しゃぶとしめじの
ごまポンマリネ ———— 107
豚巻きこんにゃくステーキ ― 79

ラム肉
パクチーラムプレート ― 98

ひき肉
かぼちゃとトマトの
ミートグラタン ———— 68
さんしょうみそつくね ― 52
チリコンカン ———— 106
鶏だんごの香味なべ ――― 112
納豆ギョーザ しそキムチだれ ———— 51

ひじきととうふのハンバーグ
なめこおろしがけ ———— 72

ウインナ・ベーコン・ハム
アボカドとショートパスタの
サラダ ———— 90
アボカドとベーコンの
コーンスープ ———— 32
オクラのグリルサラダ ― 86
お食事フレンチトースト ― 40
ハムチーホットサンド ― 36
ベーコンのヨーグルト
スクランブルエッグ ———— 52

【魚介・魚加工品】

あさり
あさりとトマトの白ワイン蒸し ———— 87

えび
ガーリックシュリンププレート ———— 100
トムヤムクン風なべ ――― 114
ひじきとドライトマトのパエリア ———— 91

かにかま
きのことかにかまのねぎ塩蒸し ———— 85

鮭・サーモン
ディル香る サーモンプレート ———— 102
タンドーリサーモン ― 46
腸活キムチチゲ ———— 110

しらす
香ばししょうゆの
しらすペペロンチーノ ― 61
納豆としらすのオムレツ ― 34

たこ・水だこ
きのことたこのセビーチェ ― 81
たことこんにゃくの

ぶりぶりアヒージョ ———— 104

明太子
明太キャロットラペ ———— 80

ほたて
ほたてとアボカドの
クリームドリア ———— 58

まぐろ
アヒポキ ———— 108

【とうふ・大豆製品】

厚揚げ
きのこと厚揚げの豚汁 ― 117

おから
おからポテサラ ———— 105

豆乳
豆乳塩麹の鶏だしで食べる
冷たいそば ———— 60
豆乳肉じゃが ———— 48

とうふ
朝腸活みそ汁 ———— 33
牛肉としらたきのコクうま塩煮 ———— 109
さば麻婆豆腐 ———— 74
腸活キムチチゲ ———— 110
トマト納豆やっこ ― 34
ひじきととうふのハンバーグ
なめこおろしがけ ———— 72

納豆
腸活キムチチゲ ———— 110
トマト納豆やっこ ― 34
納豆ギョーザ しそキムチだれ ———— 51
納豆としらすのオムレツ ― 34

【野菜・いも・きのこ】

アボカド
アヒポキ ———— 108
アボカドとアンチョビーの

スープパスタ ——— 39
アボカドとショートパスタの
サラダ ——— 90
アボカドとベーコンの
コーンスープ ——— 32
ささ身のジンジャーカレースープ
——— 119
ほたてとアボカドの
クリームドリア ——— 58

オクラ
朝腸活みそ汁 ——— 33
オクラのグリルサラダ ——— 86
タンドーリサーモン ——— 46

かぼちゃ
かぼちゃとくるみのサラダ ——— 54
かぼちゃとトマトの
ミートグラタン ——— 68

きのこ
エリンギと牛肉のチャプチェ
——— 70
きのこと厚揚げの豚汁 ——— 117
きのことかにかまのねぎ塩蒸し
——— 85
きのことたこのセビーチェ ——— 81
ごぼうとえのきの
バルサミコきんぴら ——— 82
ザーサイ・コーン・しいたけの
まぜごはん ——— 88
塩麹きのこマリネ ——— 54
スパニッシュオムレツプレート
——— 101
チンゲンサイのオイスターいため
——— 85
ビーフステーキプレート ——— 103
豚しゃぶとしめじの
ごまポンマリネ ——— 107
豚巻きこんにゃくステーキ ——— 79
ほうれんそうのみそバターソテー

——— 82
やわらか手羽先ポトフ ——— 116

キャベツ・赤キャベツ
オリーブポン酢の塩こぶキャベツ
——— 83
キャベツと桜えびの
ミルクチャウダー ——— 118
レッドコールスロー withステーキ
——— 50

きゅうり
おからポテサラ ——— 105

グリーンアスパラガス
ジャークチキン ——— 45

ごぼう
ごぼうとえのきの
バルサミコきんぴら ——— 82
サラダ仕立ての油淋鶏 ——— 76

小松菜
小松菜バナナスムージー ——— 30
鶏だんごの香味なべ ——— 112

さやいんげん
雑穀グリーンサラダ ——— 84

じゃがいも
豆乳肉じゃが ——— 48

ズッキーニ
ズッキーニとなすのオーブン焼き
塩麹トマトソース ——— 55

スナップえんどう
雑穀グリーンサラダ ——— 84

玉ねぎ
ガーリックシュリンププレート
——— 100
トムヤムクン風なべ ——— 114

チンゲンサイ
チンゲンサイのオイスターいため
——— 85

ディル
ディル香る サーモンプレート

——— 102

豆苗
豆苗とサラダチキンの
シャキシャキキムチあえ ——— 38

トマト・ミニトマト
あさりとトマトの白ワイン蒸し
——— 87
ジャークチキン ——— 45
トマト納豆やっこ ——— 34

長いも
長いもポテサラ ——— 86

なす
ズッキーニとなすのオーブン焼き
塩麹トマトソース ——— 55
パクチーラムプレート ——— 98

にんじん
明太キャロットラペ ——— 80

ねぎ
きのことかにかまのねぎ塩蒸し
——— 85

パクチー
パクチーラムプレート ——— 98

パプリカ
やわらか手羽先ポトフ ——— 116
レッドコールスロー withステーキ
——— 50

ブロッコリー
ディル香る サーモンプレート
——— 102
トムヤムクン風なべ ——— 114
ひよこ豆のクミン焼き ——— 87

ほうれんそう
ほうれんそうのみそバターソテー
——— 82

れんこん
れんこんとひじきのツナマヨあえ
——— 83
れんこんまんじゅう

125

INDEX

わさびソース ——————— 78

【果物】
バナナ
小松菜バナナスムージー ——— 30
レモン
鮭缶とわかめのレモン南蛮 —— 84

【こんにゃく・しらたき】
牛肉としらたきのコクうま塩煮
——————————— 109
ごぼうとえのきの
バルサミコきんぴら ———— 82
たことこんにゃくの
ぷりぷりアヒージョ ———— 104
豚巻きこんにゃくステーキ — 79

【卵】
お食事フレンチトースト ——— 40
スパニッシュオムレツプレート
——————————— 101
納豆としらすのオムレツ ——— 34
ピンクの卵サンド ————— 37
ベーコンのヨーグルト
スクランブルエッグ ———— 52

【乳製品】
牛乳
キャベツと桜えびの
ミルクチャウダー ———— 118
チーズ
かぼちゃとトマトの
ミートグラタン ————— 68
コンビーフとクリームチーズの
さんしょうしょうゆパテ —— 56
さばとのりのとろとろチーズ焼き
——————————— 53
3種のチーズのみそづけ ——— 56

ハムチーホットサンド ——— 36
ほたてとアボカドの
クリームドリア ————— 58
バター
ほうれんそうのみそバターソテー
——————————— 82
ヨーグルト
アサイーボウル ————— 31
アボカドとショートパスタの
サラダ ———————— 90
かぼちゃとくるみのサラダ — 54
小松菜バナナスムージー ——— 30
ジャークチキン ————— 45
タンドーリサーモン ———— 47
ディル香る サーモンプレート
——————————— 102
ベーコンのヨーグルト
スクランブルエッグ ———— 52
もっちり甘酒パンケーキ —— 41

【缶詰・びん詰め・
レトルト食品・冷凍食品】
アサイーピュレ
アサイーボウル ————— 31
アンチョビー
アボカドとアンチョビーの
スープパスタ ————— 39
オリーブ
みそとオリーブのフムス —— 56
コーン缶（クリーム）
アボカドとベーコンの
コーンスープ ————— 32
コーン缶（ホール）
ザーサイ・コーン・しいたけの
まぜごはん ————— 88
コンビーフ
コンビーフとクリームチーズの
さんしょうしょうゆパテ —— 56

ザーサイ
ザーサイ・コーン・しいたけの
まぜごはん ————— 88
鮭缶
鮭缶とわかめのレモン南蛮 — 84
さば水煮缶
さば麻婆豆腐 ————— 74
さばみそ煮缶
さばキムごはん ————— 35
さばとのりのとろとろチーズ焼き
——————————— 53
サラダチキン
豆苗とサラダチキンの
シャキシャキキムチあえ — 38
ツナ缶
おからポテサラ ———— 105
塩麹のこマリネ ————— 54
れんこんとひじきのツナマヨあえ
——————————— 83
れんこんまんじゅう
わさびソース ————— 78
トマト缶
かぼちゃとトマトの
ミートグラタン ————— 68
ズッキーニとなすのオーブン焼き
塩麹トマトソース ———— 55
チリコンカン ————— 106
ねり白ごま
みそとオリーブのフムス —— 56
ひよこ豆（水煮）
チリコンカン ————— 106
ひよこ豆のクミン焼き ——— 87
みそとオリーブのフムス —— 56
ミックスビーンズ
チリコンカン ————— 106
ビーフステーキプレート —— 103

【ごはん・パン・めん・

パスタ・シリアル】

シリアル
アサイーボウル —————— 31

ごはん・米・玄米・もち麦
ザーサイ・コーン・しいたけの
まぜごはん —————— 88
さばキムごはん —————— 35
ひじきとドライトマトのパエリア
—————— 91
ほたてとアボカドの
クリームドリア —————— 58

雑穀ミックス
雑穀グリーンサラダ —————— 84

パン
お食事フレンチトースト —— 40
ハムチーホットサンド —— 36
ピンクの卵サンド —————— 37

うどん
カレーヌードル —————— 89

そば
豆乳塩麹の鶏だしで食べる
冷たいそば —————— 60

パスタ・マカロニ
アボカドとアンチョビーの
スープパスタ —————— 39
アボカドとショートパスタの
サラダ —————— 90
香ばししょうゆの
しらすペペロンチーノ —— 61

【漬け物・キムチ】

さばキムごはん —————— 35
納豆ギョーザ しそキムチだれ
—————— 51
豆苗とサラダチキンの
シャキシャキキムチあえ —— 38
ピンクの卵サンド —————— 37

【乾物・その他】

甘酒
もっちり甘酒パンケーキ —— 41

いり白ごま
鶏肉のごまタツタ
〜塩麹でしっとり〜 —————— 42

ギョーザの皮
納豆ギョーザ しそキムチだれ
—————— 51

くるみ
かぼちゃとくるみのサラダ — 54
ひよこ豆のクミン焼き —— 87

粉ざんしょう
コンビーフとクリームチーズの
さんしょうしょうゆパテ — 56
さば麻婆豆腐 —————— 74
さんしょうみそつくね —— 52

桜えび
キャベツと桜えびの
ミルクチャウダー —————— 118

塩麹
アボカドとベーコンの
コーンスープ —————— 32
牛肉としらたきのコクうま塩煮
—————— 109
塩麹きのこマリネ —————— 54
ズッキーニとなすのオーブン焼き
塩麹トマトソース —————— 55
豆乳塩麹の鶏だしで食べる
冷たいそば —————— 60
鶏肉のごまタツタ
塩麹でしっとり —————— 42
にんにく塩麹の煮豚〜3種の
ねぎとこしょうのソース〜 — 44

塩こぶ
オリーブポン酢の塩こぶキャベツ
—————— 83

ドライトマト

ひじきとドライトマトのパエリア
—————— 91

のり
さばとのりのとろとろチーズ焼き
—————— 53

はるさめ
エリンギと牛肉のチャプチェ
—————— 70

ひじき
ひじきととうふのハンバーグ
なめこおろしがけ —————— 72
ひじきとドライトマトのパエリア
—————— 91
れんこんとひじきのツナマヨあえ
—————— 83

ホットケーキミックス
もっちり甘酒パンケーキ —— 41

わかめ
朝腸活みそ汁 —————— 33
鮭缶とわかめのレモン南蛮 — 84

腸活スイーツ
アーモンドチョコマフィン — 122
きな粉スイートポテト —— 122
玄米フレークのティラミス — 120
白ようかん —————— 121

Staff
監修　松生恒夫
料理製作　YOSHIRO
栄養監修・栄養計算　弥冨秀江
料理撮影　寺澤太郎
料理スタイリング　久保田朋子
料理アシスタント　近藤綾子　佐伯美穂
料理家マネジメント　葛城嘉紀　鈴木めぐみ　中村祐菜（OCEAN'S）
撮影協力　凪
デザイン　細山田光宣、成冨チトセ、松原りえ
　　　　　（細山田デザイン事務所）、横村葵
イラスト　ヤマグチカヨ
取材・文　平山祐子　石崎良子
進行アシスタント　坂東璃生　高柳有里
編集担当　中野桜子
編集デスク　前田起也（主婦の友社）

やせる腸になりたい！
腸内クレンズレシピ
2019年3月20日　第1刷発行

編　者　主婦の友社
発行者　矢﨑謙三
発行所　株式会社主婦の友社
　　　　〒101-8911東京都千代田区神田駿河台2-9
　　　　電話（編集）03-5280-7537（販売）03-5280-7551
印刷所　大日本印刷株式会社

■本書の内容に関するお問い合わせは、また、印刷・製本など製造上の不良がございましたら、主婦の友社（電話03-5280-7537）にご連絡ください。
■主婦の友社が発行する書籍・ムックのご注文は、お近くの書店か主婦の友社コールセンター（電話0120-916-892）まで。
＊お問い合わせ受付時間　月〜金（祝日を除く）9：30〜17：30
主婦の友社ホームページ
https://www.shufunotomo.co.jp/
©Shufunotomo Co., Ltd. 2019
Printed in Japan
ISBN978-4-07-435755-0

Ⓡ本書を無断で複写複製（電子化を含む）することは、著作権法上の例外を除き、禁じられています。本書をコピーされる場合は、事前に公益社団法人日本複製権センター（JRRC）の許諾を受けてください。
また、本書を代行業者等の第三者に依頼してスキャンやデジタル化することは、たとえ個人や家庭内での利用であっても一切認められておりません。
JRRC〈http://www.jrrc.or.jp eメール：jrrc_info@jrrc.or.jp 電話：03-3401-2382〉

松生クリニック院長・医学博士
松生恒夫
1955年東京都生まれ。80年東京慈恵会医科大学を卒業。83年同大学第三病院内科助手、94年松島病院大腸肛門病センター診療部長などをへて、2004年松生クリニックを開業。腸のスペシャリストとしてメディアでも活躍中で、みずからのクリニックに便秘外来を設け、地中海式食生活や漢方療法なども診療にとり入れ、効果をあげている。医学博士、日本内科学会認定医、日本消化器内視鏡学会専門医・指導医。『寿命をのばしたかったら「便秘」を改善しなさい！』（海竜社）、『食物繊維で腸スッキリ！便秘解消データBook』（朝日新聞出版）、『日本一の長寿県と世界一の長寿村の腸にいい食事』（PHP新書）など腸に関する著書多数。

料理研究家／トライアスリート
YOSHIRO
和食料理人である父の影響で、幼少期から実家の店舗で料理の基礎を学び、現在も料理家と和食料理店の仕事を両立している。食に関する資格を9個以上取得し、テレビなどの各メディアで活躍中。また、トライアスロンの国内大会では年代別優勝するほどの実力で「食×スポーツ」の普及活動も精力的に行っている。2019年9月にスイスで行われる世界選手権ではエイジグループ 日本代表として出場予定。